胃与胃肿瘤

您需要了解的知识

龚渭华　著

上海科学技术出版社

图书在版编目（CIP）数据

胃与胃肿瘤：您需要了解的知识 / 龚渭华著. ——
上海：上海科学技术出版社，2021.7
ISBN 978-7-5478-5374-0

Ⅰ. ①胃… Ⅱ. ①龚… Ⅲ. ①胃肿瘤－防治－普及读
物 Ⅳ. ①R735.2-49

中国版本图书馆CIP数据核字（2021）第104891号

感谢以下基金对本书的资助：
国家优秀青年基金，编号 81522006
中央高校基本科研业务费专项资金，编号 2015XZZX004-21

本书力求提供准确的信息以及已被广泛接受的医学知识，但有些信息
可能会发生变化，故强烈建议读者结合个人情况听从临床医生的指导。

胃与胃肿瘤：您需要了解的知识
龚渭华　著

上海世纪出版（集团）有限公司
上海科学技术出版社　出版、发行
（上海钦州南路71号　邮政编码200235　www.sstp.cn）
浙江新华印刷技术有限公司印刷
开本 889×1194　1/32　印张 6.25
字数 130千字
2021年7月第1版　2021年7月第1次印刷
ISBN 978-7-5478-5374-0 / R·2316
定价：48.00元

龚渭华

    副主任医师、博士生导师，浙江大学医学院附属第二医院胃肠外科副主任，兼普外科副主任，浙江大学医学中心主任助理。浙江大学绿色通道引进高层次海外人才、国家优秀青年基金获得者、浙江省杰出青年基金获得者、浙江省新世纪151人才工程（第二层次）入选者、浙江省医坛新秀、浙江省钱江人才。南开大学医学院临床医学（七年制）硕士，德国柏林自由大学、柏林洪堡大学联合夏里特医学院博士毕业。曾学习、工作于德国海德堡大学外科医院、美国加州大学洛杉矶分校医学中心、德国柏林魏尔啸医院、美国哈佛大学医学院贝斯以色列女执事医疗中心、日本癌症研究会有明医院（JFCR）消化器外科（师从日本胃癌学会主席Takeshi Sano教授）。主编多部专著。多次受邀担任英国肾脏研究基金会、本瑟姆科学出版集团评审专家，任多本英文国际期刊（*Journal of Translational Medicine*、*Current Stem Cell Research & Therapy*）编委或客座编辑。

感　谢

南开大学
浙江大学

无私培养

一次会议巧遇龚渭华教授，听闻他要出版一本"能让胃癌患者彻底明白胃癌到底是怎么回事儿"的科普书，听他谈及书中的一些观点，觉得甚是有趣，就顺便向龚教授索要一本，被告知还未出版，龚教授顺势邀请本人为书作序，我痛快地应了，这是件好事。

患者及家属为什么需要了解胃癌相关的知识？原因有二：第一是可以更加客观地看待胃癌这个疾病，有效地消除不必要的焦虑情绪；第二是可以更加高效地和医生沟通病情，提高就诊效率。所以患者及家属多学习科普知识可以避免走弯路，且更好地配合医生选择最优治疗方案。这本书就很好地解决了上面的问题。

本书谈到了大家关心、常常存在误区的生活常识，如喝粥到底养不养胃、吸烟和饮酒与胃癌的关系、到底能不能吃辛辣食品；谈到了与胃癌发病相关的因素、其他疾病或特殊人群与胃癌的关系等；谈到了胃癌患者常遇到的疑惑，如如何诊断胃癌、如何选择正确的治疗等。在书中，作者更是从一名外科医生的角度，解释了大量患者在治疗中面临的现实问题，比如胃癌的围手术期护理问题、胃癌最新的治疗方式以及治疗相关的注意事项。

一本优秀的科普读物应该是以实际临床问题为导向，我相信这也是龚教授撰写此书的初衷。在此期望广大读者朋友能够精读本书，相信看过本书以后，不仅患者及其家属会有诸多收获，同时医疗同道也会获得一定的启迪。

季加孚

国际胃癌学会（IGCA）主席

北京大学肿瘤医院院长

胃癌是影响我国居民健康的最主要恶性肿瘤之一，其发病率和死亡率长期位居我国恶性肿瘤的第3位和第2位。据世界卫生组织（WHO）统计，每年全球新发生胃癌病例近100万人，其中我国病例占47%，接近50万。胃癌的主要危险因素是饮食习惯和烹调方式。中国、日本、韩国同为胃癌高发国家，居民的饮食习惯也有共性：高盐、腌制、油炸、烧烤。中国尤其是北方居民习惯高盐饮食，日餐中常有酱汤（高盐）和腌制的海产品，韩餐中常有泡菜、烧烤等。中、日、韩胃癌病例的构成存在显著差异：日本临床确诊的胃癌中早期病例接近80%；韩国早期胃癌比例也超过50%；而据中国胃肠外科联盟2014—2019年收集的来自全国70家医疗机构的20万例病例资料，临床确诊胃癌病例中早期癌占20%。造成这种差距的原因是多方面的：日本早在20世纪60年代初即开始全国胃癌筛查，居民防癌意识强，加之日本医疗水平居国际前列，因此胃癌治疗一直居国际领先地位；韩国国土狭小，每年新诊断的胃癌病例中的绝大多数集中在大约10家医院收治，每家医院年均手术量均超过1 000例，因此韩国胃癌治疗水平与日本不相上下；反观我国，地域广、人口多、医疗资源分布不均，虽然近20年我国胃癌治疗水平有了显著提高并得到WHO及国际同行的高度认可，但是，作为胃癌高发国家，中国胃癌防治之路仍然漫长，距《"健康中国2030"

规划纲要》的要求尚有差距。龚渭华教授是我国著名的胃肠肿瘤外科专家，德国柏林洪堡大学医学博士，先后在德国、美国、日本等国家的著名大学学习、工作。龚教授主编的《胃与胃肿瘤：您需要了解的知识》，从专业人员的角度，对大众困惑的问题做了基于科学的解释，为普通大众、胃癌患者家属、胃癌患者和专业医生之间架起了沟通的立交桥。在生活知识篇中，将胃癌的预防落实到日常生活的细节，如吸烟、饮茶、喝可乐、吃巧克力等，使读者在阅读的快乐中积累防癌知识，潜移默化地改变生活饮食习惯，从而达到防癌目的。在专业篇中，对胃癌患者就诊中每个环节可能遇到的专业问题进行了逐一解答，堪称"胃癌诊治大众版导航系统"。《胃与胃肿瘤：您需要了解的知识》是非常接地气、通俗易懂的胃癌科普读物，相信该书的出版发行，一定会为提高全民防癌、治癌的科学素养，为我国从胃癌高发国家到胃癌防治强国做出贡献。

梁寒

天津肿瘤医院胃部肿瘤科主任

这是一本问题式学习（problem based learning，PBL）的书，所有问题来源于临床实践工作。日常工作中，有很多患者咨询围手术期的一些情况以及术后该如何更好地管理自己的生活，咨询如何"养胃"。事实上，一切以患者为中心，从这个角度出发，我也一直思考如何更好地为患者提供胃肠道疾病预防、诊治以及术后管理的指导。笔者曾经有幸在日本癌症研究会有明医院消化器外科进修学习，发现日本胃癌基本能够根治、治愈。和日本同行交流时，他们几乎一致认为胃癌是可以治愈的、不会致死。事实上，日本人高强度、长时间的工作并没有给国民带来更短的寿命，相反，根据WHO的统计数据，日本国民的寿命是世界最长的。早发现、早诊断、早治疗是胃癌防治最重要的原则，建议40岁以上有消化道不适者都及时进行胃镜检查，因为胃镜检查依然是目前发现胃癌的最重要的方法。基于癌症风险因素的大数据分析发现，有很多致胃癌的风险因素是可以控制的，包括饮酒、吸烟、超重、纤维素摄入低、蔬菜水果摄入少、食用加工的红肉、钙摄入少、缺少体育锻炼等。

人们熟知胃是靠养的。在日常生活中，养胃的同时需要做到保持健康的生活方式、饮食习惯，注意缓解日常的精神、心理压力，这些缺一不可。胃癌手术治疗后，也需要有一些专业的指导意见和建议，比如胃大部/全部切除术后，容易发生的并发症有缺铁性贫血、B族维生素缺乏、维生素D缺乏等。

此外，每年的胃癌诊治指南都会随着临床研究的深入而不断更新。例如，治疗胃肠间质瘤的伊马替尼，以往认为中高危患者术后2周开始服药，现在认为患者只要开始进食就应该马上服药；对于胃肠间质瘤术前治疗（以往叫"新辅助治疗"）的患者来说，以往认为需要停药1～2周后才能手术，而现在认为停药1天后即可手术。所以，本书也将随着临床研究的变化而更新，望读者也能理解医学和作者本人的局限性。

书中的生活建议，并非绝对，如辣椒、咖啡等并不是完全禁忌，胃部疾病的发生往往与辣椒、咖啡的摄入量与持续时间有关，因此，本书中的内容仅代表笔者个人观点。书中难免存在不妥之处，期望并感谢读者批评指正、多提宝贵意见，便于再版时修正。

最后，感谢天津医科大学附属肿瘤医院（天津市肿瘤医院）胃部肿瘤科刘勇主任、北京大学人民医院消化科张黎明主任审阅；特别感谢中国抗癌协会胃癌专业委员会原主任委员、北京大学肿瘤医院院长季加孚教授，天津肿瘤医院胃部肿瘤科主任、中国医师协会肿瘤外科医师委员会候任主任委员、中国抗癌协会胃癌专业委员会候任主任委员梁寒教授，以及我的日本导师、日本癌症研究会有明医院院长、日本胃癌学会现任主席、国际胃癌协会秘书长Takeshi Sano教授一直以来的支持和帮助；衷心感谢浙江大学医学院附属第二医院党委书记王建安教授、院长王伟林教授，以及浙江大学医学中心主任刘志红院士的鼓励与支持；感谢普外科老师和同事们的帮助。

龚渭华

基础篇

诊断篇

治疗篇

生活知识篇

基础篇

1. 我国胃癌发病特点

（1）胃癌发病率位居全部恶性肿瘤的第3位。

（2）胃癌发病有地理分布特点，我国西北和沿海地区高发。

（3）男女比例约为2.5∶1，而青年人胃癌男女比例约为1∶2。

（4）发病呈年轻化趋势（35岁以下）。

（5）青年人胃癌恶性度高，预后差。

（6）农村发病多于城市。

（7）发现胃癌时，其多数处于进展期，早期胃癌比例低。

（8）直系亲属中有胃癌患者的人为高危人群。

（9）每年约有17万人死于胃癌。

（10）早期胃癌术后5年生存率＞95%，中晚期胃癌5年生存率为10%～50%。

2. 胃癌发病新趋势

2015年2月，WHO发布了《全球癌症报告2014》。2012年，全球肿瘤患者和死亡病例数分别为1 400万、820万，其中，胃癌死亡人数为72.3万，占所有肿瘤的第3位，仅次于肺癌和肝癌。约70%新发胃癌病例来自发展中国家，约50%来自东亚地区（主要来自中国）。西方国家以近端胃癌（近端胃小弯、贲门、胃食管交界部腺癌）为主，亚洲国家以远端胃癌（胃窦、胃体）为主，但近年来，中国的近端胃癌发病率呈现明显上升趋势。

在中国，胃癌的发病率仍有上升态势（部分原因与检出率升高有关），每年新发病例数约为68万例，约占全球发病例数的一半，是我国发病率第3高肿瘤。大部分胃癌患者诊断时已处于进展期，好发年龄在50岁以上。值得注意的是，近年来，胃癌患者开始有"年轻化"表现，三四十岁的青年胃癌患者也并不鲜见，可能与工作压力大、熬夜、缺乏锻炼、三餐不定时、蔬菜和水果摄入少、嗜酒、抽烟、喜食烟熏烧烤肉食和油炸热烫食物有关。

3. 影响胃癌发生的因素

• **地域环境及生活因素**

（1）我国西北（甘肃、青海）和东南沿海（长三角、福建）地区发病率相对较高。

（2）长期食用熏烤、盐腌食品的人群易发生胃癌。

（3）与食品中亚硝酸盐、真菌毒素、多环芳烃化合物等致癌物或间接致癌物含量高有关。

（4）与吸烟（吸烟者胃癌好发于胃窦部）有关。

（5）与新鲜蔬菜、水果、牛奶、维生素C摄入降低有关。

（6）与高盐饮食和高血压有关。

（7）与糖尿病有关。

• **Hp感染**

（1）我国胃癌高发区成人Hp感染率在60%以上。

（2）Hp能促使硝酸盐转化成亚硝酸盐及亚硝胺而致癌。

（3）Hp感染引起胃黏膜慢性炎症可能导致畸变致癌。

（4）及时发现及治疗Hp感染可以有效预防胃癌。

• **遗传和基因**

（1）胃癌患者直系亲属的胃癌发病率是普通人的2～4倍。

（2）A型血的人较O型血者多发。

（3）胃癌患者家属应定期复查胃镜。

- **下列基本疾病都有癌变可能**

胃息肉、慢性萎缩性胃炎、胃溃疡、残胃、上皮不典型增生。有这些疾病者，应该胃镜定期复查，及时进行内镜下切除等治疗。

4. 新型胃癌筛查评分系统

2017年《中国早期胃癌筛查流程专家共识意见》提出胃癌定量风险评分系统，分值为0～23分，可定量评估胃癌风险（表1）。

表1　胃癌定量风险评分系统

变量名称	分类	分值
年龄（岁）	40～49	0
	50～59	5
	60～69	6
	＞69	10
性别	女性	0
	男性	4
幽门螺杆菌感染	无	0
	有	1
胃蛋白酶原比值（PGR）	≥3.89	0
	＜3.89	3
胃泌素-17（pmol/L）	＜1.50	0
	1.50～5.70	3
	＞5.70	5
总分		23

注：17～23分，胃癌高危人群；12～16分，胃癌中危人群；0～11分，胃癌低危人群。

5. 胃癌发展规律

胃癌发展规律如图1所示。

6. 胃癌与反流性食管炎的关系

反流性食管炎是胃、十二指肠内容物反流进入食管引起的炎症性良性病变，可以发生于任何年龄，近年来发病率有上升趋势，典型临床表现是胸骨后烧灼感、胸痛、慢性咳嗽等。那反流性食管炎和胃癌有关系吗？有的，长期反流性食管炎加重后会发展成溃疡，严重情况下食管原有鳞状上皮被化生的柱状上皮增殖所替代（这一状况被称为Barrett食管），若迁延不愈，会增加黏膜癌变风险，Barrett食管本身也是一种癌前病变。

烟、酒、饮食、精神、体重、药物、裤腰带松紧状态、食管裂孔疝、妊娠等都会影响反流性食管炎的发生和发展。烟草中的尼古丁可以降低食管下段括约肌压力，使其松弛导致反流加重；乙醇（酒精）也可以使食管下段括约肌松弛，还能刺激胃酸分泌，加重反流；一些药物比如镇静剂、抗胆碱能药等也会对食管下段括约肌产生影响；高脂肪饮食可以促进小肠黏膜释放胆囊收缩素，容易使胃、肠内容物反流；肥胖者较高的腹腔内压力也可促进胃液反流；另外，精神压力因素、过紧裤腰带都会加重食管反流。

7. 幽门螺杆菌特点

Hp是一种螺旋状、革兰阴性、微厌氧的细菌，是后天传染

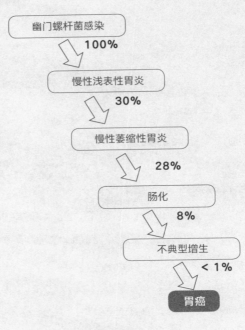

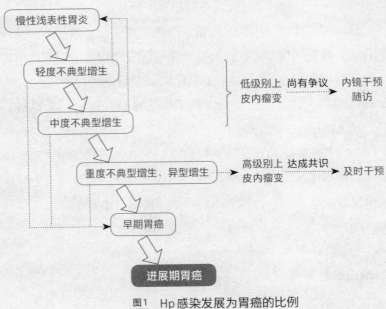

图1　Hp 感染发展为胃癌的比例

获得的。中国成人Hp感染率为40%～60%，感染部位为胃、十二指肠球部黏膜内。

Hp是一种微需氧菌，宜在2%～8%的微氧环境下生存，在大气或有氧环境下不能生存，在自来水中可存活长达10～14天，在河水中存活时间更长，可达3年。尽管Hp最适宜在33～40.5℃、pH 6.6～8.4条件下生存，但它有较强的耐酸性。

- **Hp感染症状**

大多数人感染Hp后常常无明显不适，少部分人诉有餐后腹胀、嗳气、反酸、食欲减退等非特异性症状，多数人表现如下。

（1）泛酸、反酸：Hp感染后会引发高胃泌素血症，进而使胃酸分泌显著增加，临床表现为泛酸、胃灼热。

（2）上腹部疼痛：Hp感染后，其毒素、毒性酶能直接损害胃、十二指肠黏膜，导致胃、十二指肠溃疡发生，甚至出现出血、穿孔，患者会出现反复的"上腹部疼痛"症状。

（3）口臭：由于Hp可在口腔的牙菌斑中寄生存活，口腔感染Hp后，可代谢产生有臭味的碳化物，引发"口臭"。

- **传播途径**

Hp的传染力较强，主要途径是口-口、粪-口传播，可通过亲密接触、手接触、使用不洁餐具、进食被污染的食物和饮水、接触粪便等途径传染，生活中防止"病从口入"。国外有报道，城市饮用水中Hp检出率可达4%，蔬菜和食物表面也可以检测到。感染后的Hp一般寄生在胃黏膜组织内，人群中Hp感染率大概为40%，很多时候传染源出自家庭成员（父母、兄弟姐妹），成人感染Hp后，其子女感染Hp的概率大大增加，因此，日常饮食要养成良好的卫生习惯，防止交叉感染。

8. 幽门螺杆菌和胃癌

1983年，消化科医生Barry J. Marshall和病理科医生Robin Warren首次分离出Hp，2005年，这两位澳大利亚科学家获诺贝尔生理学或医学奖，以表彰他们发现了Hp以及这种细菌在胃炎和胃溃疡等疾病中的作用。

印度和非洲的Hp感染率非常高，但当地的胃癌发生率并不高。事实上，绝大部分Hp感染者都不发生胃癌，所以，盲目地杀菌不仅会增加患者的经济负担，还会增加耐药菌的形成。Hp感染所致胃癌的发生是一个多病因（多因素）、多阶段的过程，还有很多其他因素协同Hp的作用来促使胃癌发生。Hp的致病作用也与自身Hp的菌株种类（含有*CagA*基因和空泡毒素活性的Hp才有致癌力，也就是Ⅰ型菌）、对细胞产生的毒力强度有关，并且也与受感染者机体的Hp感染敏感性、个人抵抗力、宿主的年龄、营养状态、饮食、生活习惯、遗传背景密切相关。此外，个体所在的环境因素也能影响致病过程。尽管如此，研究发现感染Hp的人群罹患胃癌的危险性是未感染Hp人群的4倍左右。

胃癌的发生经过为"慢性胃炎→萎缩性胃炎→肠上皮化生→异型增生→胃癌"这样一个漫长的病变过程，在不同阶段，多种致病因素可单独或相互作用。Hp在早期病变阶段有重要影响，Hp可以分泌氨和磷脂酶，破坏胃黏膜的保护作用，所以，Hp定植于胃部后会引起非萎缩性的炎症反应，炎症持续多年后，在其他因素（环境、饮食、生活习惯）的共同作用下，进一步发展成萎缩性胃炎、胃溃疡、肠上皮化生和异型增生，部分患者发展为胃癌。尽管如此，目前认为Hp并不能引起机体细胞的DNA

突变和细胞表型的转变，也就是不能直接致癌。

9. 幽门螺杆菌的益处

Hp存在已经有10万年了，尽管多数情况下Hp被认为是致病的，但它给人类带来的并非全是害处，如Hp能促进人体分泌叶酸，Hp感染还可以降低湿疹的发生率，杀菌后容易罹患上胃食管反流病、Barrett食管和食管腺癌；儿童感染Hp后可以减少其过敏事件发生，过敏率会降低30%～50%，哮喘的发病率也会下降，儿童的免疫系统会趋于平稳。

研究发现，成人的肥胖发生率和Hp感染率呈负相关。根除Hp后，人群身体质量指数（BMI）会显著增加。在西方发达国家，Hp感染率相对较低，但肥胖率很高，所以，某种程度上，Hp感染对肥胖发生有一定预防作用。

事实上，在所有Hp携带者中，只有20%左右的人会发生疾病，所以，我们可以视Hp为人体共生的正常菌群之一。根除Hp会打破原有的胃肠道菌群分布、平衡，带来长期的健康影响，我们需要慎重考虑根除Hp感染的适应证。

10. 如何检测幽门螺杆菌

当前检测Hp的方法有很多，一般分为有创检测和无创检测。前者是通过胃镜切取胃黏膜来检测细菌，常用方法是快速尿素酶试验、组织病理切片染色、细菌培养/药敏试验、聚合酶链反应（PCR）；后者采用 ^{13}C 或 ^{14}C 尿素呼气试验（UBT）、血清学抗体及基因芯片（ELISA与免疫印迹），或者检测粪便中的Hp抗原。

但是，胃组织病理学染色可能因为取材部位原因出现假阴性（也就是感染的部位不一定在胃镜下刚好切取到），血清Hp抗体检测可能出现假阳性（即阳性不一定代表现在感染状态），也会出现假阴性结果（尿素呼气试验阳性，外周血检测抗体结果阴性），因此建议检查一个Hp现症感染蛋白抗体。既往感染Hp经过根除后，血清检测也可以为Hp阳性，因为抗体可存在于体内半年左右。所以，^{13}C或^{14}C尿素呼气试验是目前最安全、有效、可靠的Hp检测方法，属于无创检测。

11. 为什么需要对幽门螺杆菌进行分型

Hp感染阳性时，准备做抗Hp治疗之前，最好先做Hp分型，测定细菌毒力，以指导后续的用药。Hp一般分为产细胞毒素（Ⅰ型）、非产细胞毒素（Ⅱ型）两类。

Ⅰ型（产细胞毒素）Hp与消化性溃疡、胃癌、黏膜相关淋巴组织（MALT）淋巴瘤密切有关；Ⅱ型毒力较弱，一般只会引起慢性浅表性胃炎。

一般采用免疫印迹技术检测患者外周血血清中细胞毒、空泡毒、尿素酶亚单位A和B的Hp的IgG抗体水平。

并不是所有Hp感染者都需要进行抗菌治疗，对于细胞毒IgG阳性患者，应当考虑进行抗Hp治疗。

12. 抗幽门螺杆菌治疗适应证

根治Hp的最佳时机一般是胃萎缩、肠上皮化生发生之前，抗Hp治疗可消除炎症发生，阻止胃萎缩、肠上皮化生进程。一般需要连续使用抗生素10～14天。如果Hp感染阳性，但是胃镜显示胃黏膜炎症不明显，不建议抗Hp治疗。如果无临床症状或症状不明显者，即使Hp感染阳性，也不一定进行抗Hp治疗，可定期观察。

如果Hp感染阳性伴明显胃部异常（包括中重度肠化、胃黏膜糜烂、不典型增生、高和低级别内瘤变、中重度萎缩）时，建议根除。Hp根除治疗的益处：①有效阻止癌前病变的进一步发展；②显著防止肠上皮化生加重；③可改善淋巴细胞浸润和急性胃炎；④可延缓胃萎缩的恶化，降低胃癌发生风险。研究表明，根治Hp能降低39%胃癌发生风险。

抗Hp治疗后，需要至少停药1个月以后才能进行复查检测，一般需要每年检测一次，连续2～3年都呈阴性才算真正治愈。如果不能一次根除Hp，可以在停药后6个月（至少停药3个月以上）再次调整抗Hp治疗方案进行治疗。

Hp感染复发率具有地区、种族差异性，发达地区和国家的复发率相对较低（每年2%～3%），在欠发达地区，Hp复发率可高达10%～13%。下面两种情况是Hp复发感染的原因：①Hp根除不彻底，残留在机体内的少量Hp再繁殖感染，多发生于根治成功后的1年内，以发达国家和地区多见；②再次感染了新的Hp，多见于欠发达地区（表2）。

除此之外，还有一些疾病可能从Hp根除治疗中获益，包括：①心血管疾病，如动脉粥样硬化、冠心病、雷诺病、高脂血症；②消化道疾病，如炎性肠病、肠道溃疡性疾病、结肠癌；③过敏和代谢性疾病，如荨麻疹、葡萄膜炎、糖尿病。

对于Hp感染，不要惊慌，应做到"战略上藐视、战术上重视"，平日做好自我防护：①饮食分餐制，采用公筷、公勺，不

表 2 《全国幽门螺杆菌感染处理共识》推荐需要根除 Hp 治疗的人群

Hp 阳性疾病	强烈推荐	一般推荐
消化性溃疡（不论是否活动和有无并发症史）	√	
胃黏膜相关淋巴组织（MALT）淋巴瘤	√	
慢性胃炎伴消化不良		√
慢性胃炎伴胃黏膜萎缩、糜烂		√
早期胃肿瘤已行内镜下切除或手术胃次全切除		√
长期服用质子泵抑制剂		√
胃癌家族史		√
计划长期服用非甾体类抗炎药（包括低剂量阿司匹林）		√
不明原因的缺铁性贫血		√
特发性血小板减少性紫癜		√
其他 Hp 相关性疾病（如淋巴细胞性胃炎、增生性胃息肉、Menetrier 病）		√
个人要求治疗		√

要互相夹菜；②碗筷洗干净后高温消毒；③谨记，接吻会直接传染 Hp。

为了减少 Hp 的感染、繁殖，平日饮食需要注意以下几点：①可以多饮酸奶，因为酸奶中富含益生菌。事实上，胃肠道微生态是一个复杂的生态系统，包括细菌、病毒，一个成年人体内约有 1.5 kg 的微生物，益生菌的摄入可以阻止或抑制 Hp 的定植；②摄入大蒜，已有研究表明，大蒜素能有效抑制 Hp 的繁殖；③摄入西蓝花，西蓝花是常见而富有营养的绿色食物，不仅有抗Hp的作用，还有一定的预防癌症、预防动脉粥样硬化的功效。

13.抗幽门螺杆菌治疗策略和注意事项

尽管胃癌的发生是很多因素的长期影响所致（包括环境、遗传、饮食、心情、压力、Hp），但是，Hp感染是胃癌预防的重要可控因素，根治Hp已经成为胃癌一级预防措施之一，据统计，约1%的Hp感染者会发生胃癌或黏膜相关淋巴组织淋巴瘤。

随着Hp耐药性的增加，抗Hp的三联疗法在我国已经因疗效不佳而被废弃，现在一般采用四联方案（2种抗菌药、1种铋剂、1种抑酸药），疗程为10～14天。由于甲硝唑类、大环内酯类（克拉霉素）两种抗生素药物耐药率增高（前者60%～70%，后者20%～40%），已逐步不再作为首选抗Hp用药，抗生素一般在耐药性相对较低的阿莫西林、四环素类、呋喃唑酮中选择（5%以下），推荐用阿莫西林＋左氧氟沙星、阿莫西林＋呋喃唑酮、克拉霉素＋呋喃唑酮。例如，质子泵抑制剂抑酸药＋铋剂＋阿莫西林＋呋喃唑酮方案，Hp清除率高、不良反应相对少，费用相对也低。

• 治疗注意事项

（1）由于国内人群感染率在40%～60%，不是所有感染者都需要抗Hp治疗，否则容易造成资源浪费和不良反应的发生（包括耐药菌产生）。

（2）规范的抗Hp杀菌率在85%左右（有些地区甚至小于80%）。

（3）若第一次杀菌失败，需要间隔至少3～6个月以后再进行抗Hp治疗（有学者提出在1年以后）。

（4）呋喃唑酮会抑制肝脏中的单胺氧化酶活性，阻止酪胺代谢，使食物中的单胺类有毒物质得不到代谢，从而引起单胺类物质体内大量积存，导致机体产生过敏症状。所以，服用呋喃唑酮期间不宜吃含酪胺的食物，如新鲜豆类、动物内脏、香蕉等。

（5）服药期间不建议喝牛奶或豆浆，治疗期间不可随意中断服药。

（6）如果服药过程中出现皮疹、手脚麻木，可能是出现过敏反应，需要立即停药，及时就医诊治。

（7）在抗Hp治疗之前1周、治疗期间、治疗之后1周尽量避免接触烟酒，以确保抗菌效果。

（8）治疗结束后，至少需要停药1个月才能进行尿素呼气试验复查Hp。

（9）抗Hp治疗结束后，有Hp再感染可能，仍然需要坚持分餐制、公筷，以减少Hp再感染。

（10）减少日晒时间。

（11）抗Hp服药期间，因为铋剂，大便会呈黑色，属于正常情况。

（12）儿童的抗Hp检测、治疗一定要慎重，需要咨询儿童专业医生，喹诺酮类药物对儿童（16岁以下）骨骼发育有不良影响，禁忌使用。

（13）多次抗Hp治疗无效，很可能是出现耐药菌，需要在胃镜下取胃黏膜组织标本进行体外培养+药敏试验（图2），目前呋喃唑酮、四环素类药物的耐药菌较少。

培养结果：幽门螺杆菌	3+				
药物	MIC法（µg/ml）/KB法（mm）	敏感度	药物	MIC法（µg/ml）/KB法（mm）	敏感度
呋喃唑酮		敏感	四环素		敏感
克拉霉素		耐药	甲硝唑		耐药
左氧氟沙星		耐药	阿莫西林		耐药

图2 体外培养+药敏试验结果

- **抗幽门螺杆菌治疗引发的药物性皮炎**

药物性皮炎，又称药疹，是指药物通过注射、口服、外用等途径进入人体后引发的皮肤、黏膜炎症性反应。临床上最常见引起药疹的药物为抗生素（如阿莫西林、氨苄西林），药疹的发病机制多数为延迟性超敏反应。抗Hp治疗过程中可能会出现四肢（特别是下肢）大面积斑丘疹，可伴有明显瘙痒，治疗首先需要停药，其次多饮水促进药物排泄，停药后1～2周后皮疹可明显好转，考虑药疹可能性大。局部瘙痒可外用激素类软膏，严重者需要静脉激素治疗，需要在皮肤专科医生指导下康复，停药激素治疗2周左右后可能仍有红斑出现，可继续服用抗组胺药物依巴斯汀+西替利嗪2周（具体时间和药物根据病情恢复而定）。使用激素治疗时需要注意：①如果使用超过1周，不宜立即停药，需要减量停；②使用激素可能出现糖耐量异常、感染、出血、股骨头坏死；③需要使用质子泵抑制剂保护胃黏膜。

因此，抗Hp治疗前需要仔细询问药物过敏史，一旦出现药物过敏的早期表现（如瘙痒、红斑等）要及时停药（图3）。

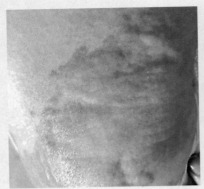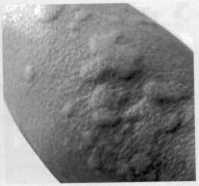

图3 药物性皮炎

14. 抗幽门螺杆菌治疗失败的原因

随着时间的推移，Hp菌群也在发生改变，耐药性是抗Hp治疗失败的最主要原因。目前在国内很多地区，甲硝唑的耐药率非常高，甚至可以达到90%；克拉霉素耐药率可达36%；左氧氟沙星耐药率可达32%，随着抗生素的广泛使用，耐药率会逐步上升。研究发现，甲硝唑耐药性的发生与*rdxA*和*FrxA*基因突变有关，而阿莫西林的耐药性和青霉素结合蛋白突变有关，喹诺酮类（如左氧氟沙星）的耐药性和DNA旋转酶亚单位（gyrA、gyrB）、喹诺酮类药物耐药决定区（QRDR）基因突变有关，克拉霉素的耐药性和Hp的23S rRNA的V区上的点突变有关，四环素的耐药性和Hp的16S rRNA序列中的突变有关。

此外，失败与Hp毒力有关。毒力因子主要包括细胞毒素相关蛋白（CagA）和空泡细胞毒素（VacA），CagA阳性菌株复制速度高于阴性菌株，后者对药物敏感性相对较低。

Hp在胃内定植部位、细胞内外定植都不尽相同，不同部位的Hp对抗生素的敏感性也不同，胃窦和胃体交界部位的Hp对抗生素敏感性相对较差；定植在胃黏膜上皮空泡细胞内的Hp可以重新返回到细胞外定植；同一个患者可以同时有不同基因型的Hp定植；全身用的抗生素较难杀灭定植在患者口腔内的Hp；还有研究显示，抗Hp治疗前患者若单独使用过质子泵抑制剂（如奥美拉唑）抑制胃酸，定植在胃窦的Hp数量会明显降低，但是胃体的Hp数量反而会明显升高，这也是导致治疗失败的重要原因。

抗Hp失败还与细菌数量／负荷量有关，当尿素呼气试验提示DOB数值高于正常值10倍以上，则提示体内Hp负荷量过高，这种情况下往往会加大治疗难度，额外加用铋剂可提高疗效。

15. 儿童感染幽门螺杆菌

生活中的共餐制使得Hp容易在家庭成员间交叉传染，也就是Hp感染者进餐时筷子夹过的菜，如果别人再去夹，有可能会被传染上Hp。另外，一些老人在带小孩时，喜欢把一些菜先尝一下或嚼烂了，然后再喂给小孩吃，这就可能把Hp传染给小孩。

国内外专家制定了《2017 ESPGHAN/NASPGHAN指南：儿童和青少年幽门螺杆菌感染的管理》《儿童幽门螺杆菌感染诊治专家共识》，目前都不推荐对儿童（指14周岁以下）进行常规的Hp检测。

儿童感染Hp多数发生在5岁左右，感染后一般不会发生胃、十二指肠炎症或溃疡，欧美国家的胃癌发生率很低，对儿童一般不推荐常规检测，即使在胃癌高发的东亚地区（中国、日本、韩国），考虑到成本/收益比，一般也不常规检测Hp，理由是：①儿童较少发生消化性溃疡；②癌变过程需要10年以上；③儿童根除Hp后，1年内再感染Hp的概率明显高于成人。

尽管如此，下列儿童有Hp检测指征：①慢性胃炎；②消化性溃疡；③一级亲属中有胃癌者；④胃MALT淋巴瘤；⑤不明原因的缺铁性贫血；⑥计划长期服用非甾体类抗炎药（NSAID），包括低剂量的阿司匹林；⑦慢性免疫性血小板减少性紫癜。一般采用无放射性的^{13}C尿素呼气试验检测Hp。

儿童感染幽门螺杆菌的治疗方案和成人略有不同，一般采用三药联用。

复查Hp：和成人治疗一样，一般需要停药4周以上才能复查Hp。

16. 哺乳期妇女可以做^{13}C、^{14}C尿素呼气试验检测吗

碳的同位素根据中子数的不同分为三种：^{12}C（6个中子）、^{13}C（7个中子）、^{14}C（8个中子）。

在哺乳期间，妇女如果接受了^{14}C尿素呼气试验（^{14}C-UBT），建议暂停哺乳3天，以配方奶喂婴幼儿。

尽管^{14}C具有放射性，但是辐射的危险可以忽略不计，用于一次呼气试验的^{14}C辐射有效剂量相当于1/7次胸透，或1/500次钡餐，或暴露于自然环境中24小时，它对于环

境、患者、检测操作人员都是很安全的。^{14}C辐射能量很弱，辐射距离仅22 cm，其释放的β射线穿透力很低，平均辐射能量仅50 keV，峰值80 keV，做一次检测相当于坐1小时飞机旅行受到的空中辐射。而且^{14}C在自然界中广泛存在，甚至在有的人体内就天然存在。尽管^{14}C的物理半衰期很长（5 730年），但是^{14}C的生物半衰期很短，尿素形态和二氧化碳都是人体的终末代谢产物，尿素可以直接从尿中排出，^{14}C不会成为人体的一部分组件，48小时会基本排出体外，所以，不会对机体产生长期影响。也有学者提出，^{14}C进入人体后可能和^{12}C类似，将参与机体细胞内的碱基合成，也就是参与人体基因、细胞的形成，因此，^{14}C从高能态衰变成低能态时产生能量射线，可能会导致基因突变。

而^{13}C是^{14}C的改良版，^{13}C的成本较高，所以，^{13}C的检测价格比^{14}C的价格贵。^{14}C呼气试验灵敏度高、特异性好，是专家达成共识的首选检测方法，价格也便宜。^{13}C呼气试验没有放射性，由于是稳定性核素，对人体无损害，敏感性和特异性也较好，可应用于孕妇、12岁以下儿童、哺乳期妇女、年老体弱者，相对安全，对环境也无任何危害（表3）。

表3　^{13}C与^{14}C呼气试验特点对比

	^{13}C	^{14}C
辐射	没有放射性	有，但可忽略不计
成本	较高	低
儿童、孕妇	相对安全	不安全
检测所需时间	40分钟以上	20分钟之内

17. 萎缩性胃炎

萎缩性胃炎是胃黏膜固有腺体的萎缩，壁细胞缺失、肠上皮化生。慢性萎缩性胃炎可分为自身免疫性（A型）和多灶萎缩性（B型）两种。诊断主要依靠胃镜和胃黏膜组织病理学检查，病因诊断需要检测幽门螺杆菌、自身免疫相关的抗体、胃泌素水平等。慢性萎缩性胃炎根据胃黏膜萎缩程度的不同，可以分为C1期、C2期、C3期、O1期、O2期、O3期，黏膜萎缩沿胃窦小弯向近端发展，萎缩未累及贲门者为闭合型（closed type，C型），萎缩累及贲门、胃前壁、胃后壁者为开放型（open type，O型），C1期和C2期是胃黏膜的轻微异型/萎缩，而C3期到O3期是胃黏膜中重度异型/萎缩。慢性萎缩性胃炎在出现不典型增生之前，其癌变概率不高（不会超过3%），如果出现重度不典型增生，75%左右的患者会在8个月之内发展成早期胃癌。慢性萎缩性胃炎可以没有任何症状。

自身免疫性（A型）化生性萎缩性胃炎（AIG），即自身免疫性胃炎，是胃体、胃底部弥漫性萎缩，而胃窦黏膜基本正常。常见于老年女性，临床常表现为恶性贫血，罹患胃癌的概率是其他人群的3倍。AIG是因有害因素出现导致胃黏膜损伤，胃壁细胞抗原释放，引起自身免疫性反应，血液中存在的自身抗体会破坏壁细胞，所以，最显著的变化是胃泌酸性腺体萎缩甚至消失，取而代之的是化生性假幽门腺体，胃酸/盐酸分泌减少或缺如，产生贫血。因此，检测抗壁细胞抗体、抗内因子抗体阳性，胃蛋白酶原Ⅰ/Ⅱ降低，空腹胃泌素显著升高，维生素B_{12}

降低（抗内因子抗体所导致的维生素B_{12}吸收障碍），可以出现恶性贫血。治疗可定期给予维生素B_{12}、叶酸、补铁，监测上述指标变化，如有胃息肉，及时在内镜下行摘除治疗。

AIG时常伴有胃窦部G细胞增生，这是胃壁细胞减少导致反馈性被诱导的G细胞增生。后者是胃神经内分泌肿瘤（CgA、Syn、VMAT-2、NSE、CD56是诊断神经内分泌肿瘤的常见免疫组化标志）的常见前驱病变，增生的神经内分泌细胞主要是嗜铬样细胞。

多灶萎缩性（B型）胃炎是胃窦部病变为主，血清胃泌素多数正常。幽门螺杆菌感染是重要的致病因素，长期Hp感染会明显增加胃黏膜萎缩、肠上皮化生的发生机会，烟酒、辛辣食物、药物（解热镇痛药）等刺激导致的胃黏膜损伤也是致病因素。根治幽门螺杆菌之后，萎缩性胃炎会迅速得到好转。

需要注意以下内容。

（1）密切随访，提高早期胃癌的发现率。

（2）中、重度萎缩性胃炎伴有肠上皮化生的患者，可以每年随访胃镜检查一次。

（3）轻度不典型增生患者，可以半年胃镜检查一次。

（4）不管病因如何，都需要患者避免烟酒，避免辛辣、过酸、过甜、过咸、过热、过冷、浓茶等饮食。

（5）作息及饮食规律，少吃油炸、烟熏、盐腌食物，多吃新鲜蔬菜、水果。

（6）适当补充维生素A、维生素C、维生素E和微量元素硒。

（7）补充叶酸。研究表明，高水平叶酸者罹患胃癌和贲门癌是低水平叶酸者的1/3左右，服用叶酸10年的研究证实，叶酸可有效降低胃癌的发生率。

（8）吃大蒜，大蒜素可有效减少幽门螺杆菌引起的萎缩性胃炎的发生。

（9）保护胃黏膜药物，可以中和胃酸，杀灭细菌，保护胃黏膜，提高溃疡愈合率，如泼尼松、阿司匹林、吲哚美辛、去痛片等。

（10）调节心情，适当运动。

（11）伴有不典型增生和肠上皮化生者，多补充抗氧化的富含维生素C的水果（猕猴桃、橙汁、蓝莓等）和富含β-胡萝卜素的食物（胡萝卜、菠菜、芒果、木瓜、绿色蔬菜）。

（12）重度不典型增生（癌前病变）患者，需要高度重视，密切随访，可以考虑在内镜下治疗或手术切除。

18. 什么是肠上皮化生？会癌变吗

在胃镜的组织活检病理报告中，时常会看到"肠化生"，即肠上皮化生，特别是在出现萎缩性胃炎的情况下。肠上皮化生是指胃黏膜的上皮组织在慢性炎症情况下转变成了小肠和（或）小肠黏膜中特有的杯状细胞或帕内特细胞。一般在老年人中多见，特别是当固有腺体减少并出现黏膜萎缩时，多发生在胃窦部。

肠上皮化生按化生区占表面上皮总面积的程度可分为：0（无）、+（＜1/3）、++（1/3～2/3）、+++（＞2/3）；肠上皮化生可以分为小肠型化生（完全性肠上皮化生）、大肠型化生（不完全性肠上皮化生）。前者细胞分化较好，多见于慢性胃炎等良性病变，一般不会癌变；后者细胞分化较差，多出现在重度肠化生者，后者包含2个亚型：Ⅱa型分泌非硫酸化黏蛋白、Ⅱb

型分泌硫酸化黏蛋白，Ⅱb型与胃癌的发生关系密切。但是，现实中的病理报告一般不会提示区分大肠型、小肠型，因为肠上皮化生的总体癌变风险较低。

目前认为，肠上皮化生主要由Hp感染引起，Hp感染阴性患者中肠上皮化生率仅为6.2%。Hp感染后引起胃黏膜萎缩，继而发生细胞的增生、分化，即慢性浅表性胃炎→萎缩性胃炎→肠上皮化生→不典型增生（上皮内瘤变）→早期胃癌。在慢性浅表性胃炎阶段根除Hp几乎可以完全预防肠型胃癌的发生；在萎缩性胃炎阶段根除Hp后，可以显著降低肠上皮化生的发生，并能使部分萎缩、部分肠上皮化生逆转。降低胃内pH也会使部分肠上皮化生者受益。反之，吸烟、胆汁反流、维生素C缺乏、存在亚硝酸盐时可以加重肠上皮化生发生。

如何治疗肠上皮化生呢？一般需要使用胃黏膜保护剂，如L-谷氨酰胺呱仑酸钠（麦滋林）、替普瑞酮。伴有胆汁反流时，可以使用铝碳酸镁、考来烯胺（阴离子交换树脂），加用促进胃动力药物。1年后需要复查胃镜。

19. 胃腺体低／高级别上皮内瘤变

上皮内瘤变，是临床病理诊断术语，为较常见的癌前病变之一，预示着将来胃癌的发生可能。它是指器官上皮组织的非典型性增生或者异型增生性病变，是上皮恶性病变发生前的一个阶段，病理学上，上皮细胞形态上和细胞排列上出现异常变化，遗传学上也会存在基因水平的变化。分为：①低级别上皮内瘤变，相当于轻、中度不典型增生，按照2000版世界卫生组织病理诊断标准，低级别上皮内瘤变是指结构和细胞学异常，多发生于上皮下半部，细胞核紧密排列在基底，核染色质密集深染，核增大，分裂象较少，可保持一定极性；腺体结构较不规则，形态较紊乱，可出现背靠背及共壁。②高级别上皮内瘤变，相当于重度不典型增生（异型增生）、原位癌。低级别上皮内瘤变发生胃癌的概率是0.45%～23%，高级别上皮内瘤变发生胃癌的概率是60%～85%。

低级别上皮内瘤变最常见部位是胃体小弯、胃角、胃窦小弯。它的自然病程为部分消退/逆转，部分持续存在，少部分进展。如果是炎症性低级别上皮内瘤变，治疗后可消失；如果是新生物性低级别上皮内瘤变，消退和逆转较为困难。平日注意饮食规律，选择容易消化吸收的食物，忌辛辣刺激性食物，忌过度饥饿或过度饱胀。据文献报道，低级别上皮内瘤变有1/3左右可以逆转，0～15%会进展成高级别上皮内瘤变。除内镜治疗外，有人推荐氩离子凝固术（APC），用离子化的氩气喷射目标黏膜，将高频电能传递到组织，这是一种非接触、连续凝固，组织损伤小，无碳化过程。

高级别上皮内瘤变的治疗比较明确，主要是：①内镜下黏膜切除术（EMR）和内镜黏膜下剥离术（ESD）；②外科手术切除，腹腔镜下/开放胃切除术。

ESD术后需要注意监测是否发生并发症，如出血、穿孔、感染等，具体措施包括：①胃肠减压24小时（非必需），利于观察术后是否出血，可给予胃黏膜保护剂（如硫糖铝30 mL）；②抗感染（非必需），补液；③第1天禁食，第2天流质，第3天半流质；④给予质子泵抑制剂治疗2个月。

20. 胃溃疡都和胃酸增多有关吗

临床上，冬春季节交替时，消化性溃疡十分多见，特别是年轻人饮食不规律、生活节奏加快、工作压力增大，偶尔会发现一些人反复发生溃疡，甚至穿孔，那胃溃疡都和胃酸分泌增多有关吗？胃溃疡分型（根据《克氏外科学》）如下。

（1）Ⅰ型（接近60%），溃疡位于胃角小弯侧（胃窦和胃体交界处），是低胃酸分泌，容易发生穿孔和出血。

（2）Ⅱ型（约15%），胃、十二指肠复合性溃疡，多见于十二指肠溃疡，再继发为胃溃疡，属于高胃酸分泌。

（3）Ⅲ型（约20%），幽门前、幽门管溃疡，属于高胃酸分泌。

（4）Ⅳ型（＜10%），高位胃溃疡（位于上1/3胃，距离食管胃交界4 cm），常位于小弯侧，属于低胃酸分泌。

（5）Ⅴ型（＜5%），见于胃内任何部位，与长期服用非甾体类抗炎药有关，有时溃疡出现在大弯侧。

约70%十二指肠溃疡患者的胃酸水平是正常的，所以，胃酸在消化性溃疡中并不是病因性因素。治疗溃疡重要的是足剂量、足疗程服药。

21. 抗胃糜烂、溃疡常用药物

替普瑞酮药物可以促进胃黏膜上皮黏液（保护作用）合成和分泌，又有较强的抗溃疡作用（抗非甾体类抗炎药伤胃作用），抑制与活性氧有关的48/80复合物、血小板激活因子的黏膜损伤作用，还能增强前列腺素合成酶活性来提高胃黏膜的前列腺素E2和I2的含量。

瑞巴派特的作用机制是：①通过抗氧化、清除羟基自由基来保护胃黏膜的损伤；②和替普瑞酮一样，可以促进胃黏膜分泌黏液、提高胃黏膜前列腺素水平；③阻止Hp黏附于胃黏膜上皮细胞，从而抑制Hp感染。需要注意的是，瑞巴派特有引起便秘的风险，所以便秘者慎用。

复方尿囊素片（内含尿囊素和氢氧化铝），作用机制：①保护胃黏膜，加速损伤部位正常肉芽组织生长，促进黏膜上皮再生；②抑制胃酶活性；③降低胃酸。需要注意的是，长期服用会有便秘发生的风险。

以上三种抗溃疡治疗药物的作用特点是抑制胃酸与促进黏膜形成。

常用消化道药物比较分析见表4。

表4　常用消化道药物比较分析

作　　用	替普瑞酮	L-谷氨酰胺呱仑酸钠	米索前列醇	硫糖铝	吉法酯	瑞巴派特
黏液	↑	↑	↑	↑	↑	↑
前列腺素合成	↑	↑	↑	↑		↑
胃黏膜血流	维持	维持	维持	维持	↑	↑
细胞更新	维持	维持	维持			↑
碳酸氢盐分泌	↑		↑			
胃蛋白酶活性			↓	↓		
抗炎作用		↑				↑
清除自由基						
生长因子合成	↑					↑
吸收入血、全身作用	是	是	是	否	是	是

注：↑表示促进作用；↓表示抑制作用。

22. 质子泵抑制剂

质子泵抑制剂（PPI）的药物作用是药物与H^+-K^-ATP酶共价结合，不可逆地使H^+质子泵功能受到抑制，从而阻止了胃壁细胞分泌H^+，有效减少了胃酸分泌。PPI自20世纪80年代出现后，改变了酸相关疾病的治疗，特别是对消化性溃疡（尤其是十二指肠溃疡）的治疗。抗酸治疗首选药物就是PPI，研究表明，连续4周以上保持胃内pH$\geqslant$3，绝大多数十二指肠溃疡都会被治愈。因此，治疗十二指肠溃疡疗程一般为标准剂PPI 4～6周，胃溃疡治疗疗程为6～8周，胃镜下溃疡治愈率在90%以上，如果存在高危因素和较大的溃疡，需要延长治疗时间。

如果存在Hp感染，应先抗Hp治疗（10～14天根治方案），然后继续抗溃疡治疗直到疗程结束。

PPI可以用于治疗非静脉曲张性上消化道出血，机制之一是PPI提高了胃内pH，可以促进血小板聚集和纤维蛋白凝块的形成。内镜下进行胃黏膜剥离术/胃黏膜切除术（ESD/EMR）后，会人工形成"胃溃疡"，PPI药物是促进人工溃疡快速愈合的首选药物，推荐手术后3天内静脉输注标准剂量PPI，然后口服PPI药物4～8周治疗。

（1）PPI药物使用注意事项

1）PPI抑制胃酸分泌作用较强，不能和其他抗酸剂联合应用，也不建议长期服用（Zollinger-Ellison综合征患者除外）。

2）雷贝拉唑是PPI中唯一非酶代谢起作用的，所以不诱导酶产生，也不容易产生耐药，也是起效最快的PPI药物。

3）奥美拉唑和氯吡格雷（波立维）都是通过CYP450酶代谢，不建议同时服用，因同时服用会减弱氯吡格雷药效，建议这种情况下使用雷贝拉唑。

4）在用于治疗胃溃疡之前，需要胃镜排除胃癌后使用PPI。

5）孕妇和哺乳期不建议使用。

6）肝功能受损者，减量使用。

7）PPI中唯有兰索拉唑有口崩片（剂型），它可在唾液中迅速溶解，对于吞咽困难患者、儿童服PPI药者很有帮助。

8）PPI中泮托拉唑具有自身独特的硫酸化Ⅱ相代谢途径，因此，不容易和其他药物发生相互竞争作用。

9）埃索美拉唑代谢较慢，但是，它是最高效、持久、安全的药物。

10）对于治疗胃泌素瘤、G细胞增生、胃镜下止血困难、合并服用抗血小板药物或非甾体类抗炎药患者，建议加大剂量PPI或延长疗程。

（2）长期使用PPI可能带来的不良反应

1）会引起胃泌素负反馈性升高。

2）PPI治疗中断后容易出现腹泻。

3）pH升高，导致艰难梭菌、沙门菌定植。

4）胃酸减少后，钙较难从食物中游离，可能出现钙吸收障碍，骨折风险增加。

5）减少了维生素C、镁、铁的吸收。

6）增加真菌感染风险。

7）胃黏膜增生，消化道可能出现息肉。

（3）美国胃肠病学院和美国胃肠病学会/美国食品药品管理局（FDA）推荐可以长期服用PPI的情况见表5。

表5 推荐可以长期服用PPI情况

病 情	评 论	FDA批准
Barrett食管（无症状/食管炎）患者	认真权衡患者风险和获益后决策	不允许
有出血高风险的抗血小板药物使用的患者	RCT研究表明，低剂量阿司匹林患者内镜下溃疡和溃疡再出血率都降低，并且服用氯吡格雷患者上消化道出血的风险也能降低	不允许
胃食管反流病（GERD）控制症状的维持治疗	尽量间歇服药或按需服药	有症状的GERD患者仅仅允许4～8周的治疗
有出血高风险的服用非甾体类抗炎药的患者	RCT研究表明，内镜下溃疡和溃疡再出血率都降低	用药时间不超过12周～6个月
反流性食管炎的维持治疗	症状控制的情况下，间歇服药或按需给药	大部分没有时间限制，但处方信息提示不能超过12个月
佐林格-埃利森综合征（Zollinger-Ellison Syndrome）	可能需要大剂量多次服用PPI	允许，没有时间限制

23. 糖尿病和胃癌

糖尿病是我国常见的慢性疾病之一。研究发现，亚洲人群中，女性糖尿病与胃癌的关系比男性可能更为密切。日本前瞻性研究（Hisayama研究）表明，随着空腹血糖水平的增高，胃癌的发生率也会增加。中度升高的糖化血红蛋白（HbA1c）是胃癌发生的重要风险因子。HbA1c升高能协同Hp感染来促进胃癌的发生。我国台湾地区学者研究发现，男性中2型糖尿病患者在感染Hp后容易发生严重的胃体炎症。有意思的是，在965例Hp根除的患者中，糖尿病和非糖尿病患者之间发生胃癌情况并无任何差异，说明单纯的糖尿病因素可能不能影响胃癌的发生。目前糖尿病的致癌作用机制尚不明确，可能与高的Hp（再）感染率、高血糖、高盐摄入、胰岛素抵抗、肥胖、抽烟等有关。

患糖尿病的前4年发生胃癌的风险相对较低，随着患糖尿病的时间延长，得胃癌的风险明显升高，α-葡萄糖苷酶抑制剂能明显减少患胃癌的风险，他汀类药物也能减少糖尿病患者罹患胃癌的风险。荟萃分析591 077例患者资料显示：2型糖尿病患者中，服用二甲双胍（metformin）者罹患胃癌的风险明显比不服用二甲双胍的患者低很多。所以，服用二甲双胍能提高患有糖尿病的胃癌患者的存活率并改善胃癌的复发率。

另外，胃癌合并糖尿病患者在经过胃癌根治手术后，有些患者的糖尿病可以得到改善，甚至自动消失。

24. 血型和胃癌发生有关吗

人们平时所说的血型主要是指ABO血型系统，分为A、B、AB、O四种。事实上，血型和胃的慢性疾病有一定的关系。ABO血型和Hp的易感性也有相关性，研究发现，B型血的人Hp感染概率更低，非贲门部的腺癌或弥漫型胃癌的发生率也会更低。A型血罹患胃癌者比例最高，特别是在弥漫型胃癌中，弥漫型胃癌与A型血的相关性带有遗传倾向。

我们最近进行了一项2 773例胃癌回顾性分析，发现：一种预后较差的特殊类型胃癌（产甲胎蛋白胃癌），AB血型的人罹患此胃癌比例最低（8.5%），普通胃癌（不产甲胎蛋白胃癌）中AB血型的人比例也是最低（14.6%）。产甲胎蛋白胃癌患者中，O型血占最多（达42.8%），而普通胃癌患者中，A型血最多，达到37.5%。中国人中各种血型人口所占比例是：O型血41%，A型血28%，B型血24%，AB型血7%。说明占有人口多数的O型血罹患胃癌风险相对较低。

那么，为什么A型血的人容易得胃癌呢？这可能和肿瘤组织内含有血型A活性的肿瘤糖脂有关。而O型血的人可能宿主本身体内存在或能产生免疫抗A抗体，导致胃癌发生率相对较低。因此，40岁以上的A型血的人属于胃癌高危人群。

25. 胃癌患者家属罹患胃癌的风险会更高一些吗

胃癌患者家属的胃癌发病率确实比正常人群高2～3倍。此外，流行病学资料显示，部分胃癌有家族聚集倾向，其中遗传性弥漫性胃癌由基因突变引起，突变的携带者一生中有80%的概率发生遗传性浸润性胃癌。

26. 哪些人群应进行胃癌筛查

凡是40岁以上，并符合下列条件之一的为胃癌风险人群。

（1）来自胃癌高发地区者。

基础篇

（2）Hp感染者。

（3）罹患萎缩性胃炎、胃息肉、胃溃疡、手术后残胃、肥厚性胃炎、恶性贫血等疾病者。

（4）作为胃癌患者的一级亲属（父母、子女、兄弟姐妹）者。

（5）存在胃癌的其他高危因素者（吸烟，重度饮酒，食用高盐、腌制食物等）。

27. 胃癌防治策略

（1）提高健康知识水平，使用冰箱保存食物。

（2）树立良好的饮食习惯，合理均衡、多样化、健康饮食，多食用（有机）蔬菜、水果、各类粗粮。

（3）建立健康的生活方式，包括戒烟酒、加强锻炼、适当有氧运动、避免裤腰带系得过紧而影响消化系统健康（松紧度以腰围缩小10%为度）。

（4）如有胃部不适时，减少摄入辛辣食物、浓茶、咖啡、巧克力、可乐等。

（5）平时进食不要吃得过饱，七分饱就可以，可以降低反流性食管炎、贲门炎的发生率。

（6）保持心理健康和愉悦心情，及时减压，结交三五知己，培养个人兴趣爱好，可考虑旅游减压。

（7）定期体检，有癌症家族史（特别是直系亲属）人群要做好防癌体检。

（8）及时处理癌前病变，定期监测随访。

（9）做到早发现、早诊断、早治疗。

28. Menetrier 病

1888 年，Menetrier 首先发现并描述了胃内片状多发腺瘤，Citrin 认为本病发生是由向胃内漏出蛋白引起的，所以，临床上多伴有低蛋白血症、水肿、低胃酸，患者常主诉有上腹部疼痛。病理上，胃的粗大黏膜皱襞可似脑回，宽度达到 1 cm 以上，多数发生在胃体部，少数也可以出现在胃窦。此病的癌变率约为 10%。

29. 十二指肠 Brunner 腺增生 / 腺瘤

十二指肠 Brunner 腺是由 Brunner 于 1688 年提出的，由胚胎时期固有层肠腺延伸至黏膜下层分化形成。随着内镜的普及和进步，Brunner 腺增生的检出率也逐步增高，最常出现于十二指肠球部（占 57%），位于十二指肠黏膜下层，多数发生在 50～60 岁人群。Brunner 腺可分泌黏液、溶菌酶、碳酸盐、糖蛋白，抑制胃酸、抗溃疡。Brunner 腺增生发病机制不明，但时常合并 Hp 感染。临床表现为消化道出血、梗阻、嗳气、反酸等。Brunner 腺瘤是一种相对罕见的十二指肠良性肿瘤，占十二指肠良性肿瘤的 10.6%。Feyrter 把 Brunner 腺瘤分成 3 类：①弥漫性结节增生；②边界清楚的结节增生；③腺瘤型（有蒂 / 无蒂）。小的增生或腺瘤可以内镜下切除，大的肿瘤需要外科切除手术。

30. 胃内异位胰腺

异位胰腺是指在正常胰腺以外生长的孤立的胰腺组织，是一种先天性畸形。异位胰腺可发生于消化道任何位置，但约90%出现于上消化道，常见于胃窦大弯侧，一般为单发病灶，少见多发。临床上一般没有症状或不适，多在手术或偶然的胃镜检查中发现，但由于肿瘤的特殊位置，可出现一些临床表现，包括异位胰腺生长引起的梗阻、出血、溃疡，甚至产生恶变肿瘤。

胃镜下异位胰腺主要表现为黏膜隆起，表面可见导管开口，中央可见脐样凹陷，超声内镜下异位胰腺的主要特点是黏膜下层偏高或者网格样混杂回声，组织内部回声不均匀，部分组织内部出现特征性管状结构样回声，边界一般清晰。

有学者认为，异位胰腺与正常胰腺同样具备分泌胰液功能时，更容易出现早期的临床症状，表现与消化道溃疡相似，包括上腹部疼痛、消化不良、嗳气、反酸等。

有明显症状不适者，需要内镜下治疗或手术切除，包括内镜下黏膜切除术、内镜下黏膜剥离术、高频电圈套切除；如果异位胰腺累及肌层、浆膜层，并且病灶范围超过 2.5 cm，内镜下完整切除困难或容易发生胃穿孔，需要外科手术切除；如果怀疑有癌变，需要扩大切除范围或行根治手术。

31. 胃泌素瘤

胃泌素瘤临床上又称为佐林格-埃利森综合征，是高分泌胃泌素的肿瘤，可以分为两型：Ⅰ型主要由胃窦 G 细胞增生引起，Ⅱ型主要由分泌胃泌素的肿瘤引起。其中 20% ～ 25% 的胃泌素瘤是Ⅰ型多发性内分泌瘤（MEN-Ⅰ）的表现之一。

胃泌素瘤多见于胃泌素瘤三角区，即胆总管和胆囊管交汇点、十二指肠降部外缘和水平部下缘交界点、胰头和胰颈等交界点，约90%的胃泌素瘤都在这个区域内。40%～50%的胃泌素瘤出现于十二指肠。男性较女性多见（3：2），好发于青壮年（40～50岁）。临床上以高胃酸分泌、高胃泌素血症、难治性和多发消化性溃疡等为主要表现，30%的患者会出现腹泻。

胃泌素是由前胃泌素经过翻译后修饰而来，胃泌素有大胃泌素（G-34）、小胃泌素（G-17）、微小胃泌素（G-14）三种，而循环血中主要是G-34，半衰期比G-17更长，而胃窦分泌的胃泌素主要是G-17。

引起胃泌素增高的因素很多，包括胃窦G细胞功能亢进、保留胃窦的手术、胃泌素瘤、恶性贫血、尿毒症等。

32. 胃淋巴瘤

胃淋巴瘤是原发于胃黏膜下淋巴组织的恶性肿瘤，以胃窦和幽门部多见，一般情况下肿瘤侵犯范围较广，手术切除后患者生活质量不佳，建议化疗。

（1）确定胃淋巴瘤后，淋巴瘤引起的溃疡可以不用专门处理。

（2）需要查Hp，特别是胃MALT淋巴瘤（B细胞淋巴瘤）和Hp感染密切相关，如果呈阳性，需要抗Hp治疗，有效率在70%左右，根治后仍需密切随访。

（3）进行免疫组织化学和FISH检测，进一步确定淋巴瘤的亚型。

（4）超声内镜评估淋巴瘤侵犯胃壁深度，预先判断后续化疗是否会造成胃穿孔。

基础篇

33. 特殊类型的胃癌

于1956年首次被发现的甲胎蛋白（AFP）是一种血清糖基化致癌的糖蛋白，属胚胎性血清蛋白，正常情况下只在妊娠时期表达，主要由卵黄囊上皮和胚胎肝脏产生，少量由胚胎期胃肠道上皮产生，正常成年人血清中AFP水平通常较低，但可以在卵黄囊肿瘤、性腺来源的肿瘤、肝细胞肝癌、胃癌中表达，并且可以作为这些肿瘤的分子标志物。

产AFP胃癌是指患者血清和癌组织中含有异常升高的AFP。此类型胃癌于1970年由Bourreille等首次报道，此后国内外学者陆续发表了关于AFPGC的研究，其中以日本文献报道居多。产AFP胃癌在所有胃癌患者中占1.3%～15%。产AFP胃癌的分类：①根据细胞形态可以分为透明细胞型和肝样胃癌；②根据组织类型可以分为卵黄囊肿瘤、内生芽殖型、肝样型、普通腺癌型；③根据免疫组化可以分为胃型、肠型、胃肠型。需要注意的是，肝样腺癌是产AFP胃癌中的一个亚型，诊断主要依据其肝样分化的组织学形态，与血清AFP水平无关，有很多肝样腺癌的案例中血清AFP水平并不高。一般认为，肝样腺癌在产AFP胃癌中是普通腺癌亚型进一步分化所得，肝样腺癌并不单纯等于产AFP胃癌。

产AFP胃癌具有高度恶性，它的特征是早期诊断率低，预后差，具有较高的静脉侵犯、淋巴侵犯、异时性和同时性肝脏转移的特点。还可以出现异时性肾上腺、肺、脑转移。因此，产AFP胃癌生存率也较其他胃癌更差，复发率更高。血清AFP阳性以及淋巴结转移为早期产AFP胃癌术后复发的独立危险因素。

产AFP胃癌的肿瘤特征：①*SALL4*基因在95%的产AFP胃癌组织中都有表达；②产AFP胃癌组织中检测不到GATA4甲基化；③产AFP胃癌组织中，*c-Met*、*VEGF-C*的表达量较高，参与肿瘤细胞的增殖与迁移。

产AFP胃癌的治疗以手术为主，有报道，术前使用FLEP化疗方案可能使肿瘤降期，从而改善产AFP胃癌的预后。术后有人予以"5-FU+紫杉醇"联合应用或"吉西他滨+西司他丁"治疗，但是，铂类药物仍然作为主要药物用于产AFP胃癌的化疗（如SOX、FOLFOX化疗方案）。雷帕霉素作为mTORC1的抑制剂，能加强顺铂的细胞毒性。因此，建议将雷帕霉素作为有效的补充性药物应用于产AFP胃癌的治疗当中。

笔者遇到过3例产AFP胃癌患者，外周血AFP水平均超过1 000 ng/mL。第1例女性患者，经过胃癌根治术，术后AFP水平明显下降，术后予以SOX方案辅助化疗6次，一直随访到第39个月，无复发，AFP水平保持在低水平；第2例男性患者，诊断胃癌后一直拒绝手术而采取中药治疗，第一次来住院时外周血AFP为1 700 ng/mL，同意采用SOX方案新辅助化疗，经过3次化疗，AFP水平持续降低到256 ng/mL，三次化疗后复查发现出现肝脏转移病灶，癌性腹水出现，患者自动出院；第3例男性患者，经过FOLFOX方案化疗8次后，肿瘤明显缩小，肝转移病灶也明显退缩，肿瘤标志物CEA和AFP也逐步降低，胃镜病理提示胃癌CK19（+），考虑肝癌胃转移（结合腹部增强CT肝内转移瘤，实际上应是产AFP胃腺癌）。患者病情明显好转，由于患者对PICC置管感到不适，第8次化疗后要求移除PICC管，改用替吉奥单药口服，肝转移灶和原发灶明显增大，病情恶化，腹水逐步出现，并且出现以直接胆红素升高为主的黄疸（6倍以上），但CT提示肝内外胆管无任何扩张。总结几个病例，优选二线方案治疗，每个患者的化疗方案敏感性有很大的差异，AFP的降低并不能完全代表肿瘤的控制。

34. 孕妇罹患胃癌

妊娠可以改变机体的体液免疫和细胞免疫状态，不同妊娠时期会出现不同的抗体。据报道，妊娠会使孕妇更容易感染Hp。但妊娠时患胃癌较为少见，在胃癌高发的日本，孕妇中胃癌的发病率为0.016%，经常发现时已经处于肿瘤进展期，这在临床诊治上是一个难点，一方面需要尽早干预处理肿瘤，另一方面需要持续妊娠。

孕妇患上了胃癌后，一般没有明显不适症状。早期不适通常都被认为是妊娠反应和子宫扩张，事实上，妊娠20周以后，一般恶心呕吐应该变得不明显，如果依然出现这些表现，应该考虑为消化道疾病。妊娠合并胃癌患者肿瘤一般不会转移到胎盘或传染给婴儿。

在妊娠早期（16周）进行外科手术和化疗的患者可能从中获益。一例30岁妊娠23周的患者因上腹部疼痛和左颈部淋巴结肿大，活检病理被确诊为低分化腺胃癌，妊娠24周开始接受化疗，32周分娩一女婴，婴儿健康。韩国报道了一例36岁妊娠18周的胃癌患者，妊娠23周时接受了腹腔镜下胃癌根治手术（远端胃大部切除），加上4个周期的FOLFOX6方案的化疗，没有出现明显毒副作用，36周时进行分娩，健康婴儿诞生后，患者继续接受化疗，随访1年无复发迹象。

除了孕妇罹患胃癌的问题，还有年轻胃癌患者术后是否可以妊娠等，这些现实问题都需要进一步探讨。

35. 胃神经内分泌肿瘤

神经内分泌肿瘤于2000年由WHO最终统一命名，以前命名为Karzinoide瘤，后来重新命名为类癌。1969年，Pearse提出APUD（amine precursor uptake and decarboxylation）瘤概念。

胃癌一般恶性度较高，细胞增殖较快，糖代谢高，可以用^{18}F-FDG-PET-CT显像，表现为阳性，印戒细胞癌和黏液腺癌除外。但是，胃的神经内分泌肿瘤的糖代谢较低，具有相对惰性，尤其是病理报告提示Ki67 < 10%，这个时候需要选用^{68}Ga-PET-CT，由于90%左右的神经内分泌瘤都会表达生长抑素受体SSTR2，而放射性核素^{68}Ga能结合于肿瘤组织中表达的SSTR2来显像。事实上，^{68}Ga-PET-CT适用于所有分化好的神经内分泌瘤，阳性率可达100%，但是，不适用于典型的内分泌癌（NEC）。^{18}F-FDG-PET-CT可以用于Ki67 > 10%的胃神经内分泌瘤和胃神经内分泌癌（表6）。

表6　NET生物标志物检测

生物标志物	检测来源
嗜铬粒蛋白A（CgA）	外周血、组织
胰抑素	外周血
5-羟色胺	外周血

生长抑素是一种十四肽，能抑制肽类激素、神经递质等，半衰期为1～2分钟。而奥曲肽的半衰期约为100分钟，能抑制神经递质——血管活性肠肽，降低5-羟色胺水平，不影响胃泌素和ACTH等。有意思的是，奥曲肽的治疗获益性与NET是否具有功能、CgA是否升高无关，而是和肿瘤负荷、原发病灶是否切除有关。

（1）NET临床分期、分级：2010年，WHO对神经内分泌肿瘤统一进行了组织学分级，根据细胞核分裂数、Ki67指数，判定肿瘤的恶性程度和侵袭性（表7）。

表7　NET临床分期、分级

临床分期	细胞分化	分化程度	分级	核分裂数	Ki67指数	NET判定
I期	低级别	分化良好	1级	< 2	≤ 2	NET G1
II期	中等分化	分化良好	2级	2～20	3～20	NET G2
III期	高级别	分化差	3级	> 20	> 20	NET G3

（2）G-NET的临床分型：根据肿瘤形态学、发病因素、胃泌素水平以及病理分级等因素将该病分为4个亚型（表8），临床上各型预后不同，治疗方式也有一定区别。

表8 胃神经内分泌瘤（G-NET）的临床特点

临床分型	Ⅰ型	Ⅱ型	Ⅲ型	Ⅳ型
	分化相对较好的神经内分泌瘤			神经内分泌癌
组织学分级	G1	G1～G2	G1～G2～G3	G3
特点	多发病灶、息肉样或隆起病灶	多发息肉样	单发、息肉样、可成溃疡	单发、息肉样、可成大溃疡
病灶大小（Φ）	< 2 cm	< 2 cm	> 2 cm	> 2 cm
发生率	74%～78%	5%～6%	14%～25%	6%～8%
转移率	< 10%	10%～30%	50%～100%	80%～100%
病变原因	慢性萎缩性胃炎；壁细胞萎缩伴肠化生；长期服用PPI	壁细胞和黏液细胞增生，胃底息肉形成；佐林格-埃利森综合征；自身免疫性疾病	未知	未知
病变部位	胃底、胃体	胃底、胃体	任何部位	任何部位
胃窦非病变部位黏膜	胃泌素细胞线性增生	胃泌素细胞无增生（长期服用PPI者除外）	无增生	无增生
肿瘤有关的死亡率	0	< 10%	25%～30%	> 50%

注：Ⅰ型、Ⅱ型多与胃泌素增多明显相关。

（3）《美国癌症联合会癌症分期手册》（第七版）胃神经内分泌肿瘤（G-NET）TNM分期见表9～表11。

（4）G-NET的治疗

1）对于Ⅰ型、Ⅱ型G-NET，大小在2 cm以下、没有脉管癌栓，病灶又只局限于黏膜下层者，可以推荐内镜下切除治疗，治疗后仍需要密切随访，有复发可能。

表9　T——肿瘤原发灶

Tx	肿瘤原发灶难以评价
T0	无原发肿瘤证据
Tis	原位癌或不典型增生，病灶直径 < 5 mm
T1	肿瘤侵及黏膜层或黏膜下层，病灶直径 < 10 mm
T2	肿瘤侵及肌层或病灶直径 > 10 mm
T3	肿瘤侵及浆膜层
T4	肿瘤侵及脏层腹膜或相邻组织或器官

注：对于多发肿瘤，在T分期后需要注明"m"。

表10　N——局部淋巴结

Nx	局部淋巴结难以评价
N0	无局部淋巴结转移
N1	存在局部淋巴结转移

表11　M——远处转移

Mx	远处转移难以评价
M0	无远处器官转移
M1	存在远处器官转移

2）其他G-NET一律建议药物和手术治疗，包括胃窦切除、根治性切除、姑息性减瘤手术。①胃窦切除手术：针对病灶数小于6个的Ⅰ型和胃泌素来源于胃窦的Ⅱ型G-NET。胃窦是产胃泌素的G细胞的主要分布部位，切除胃窦后G细胞数量会明显减少，使得胃泌素水平明显下降，需要注意的是，约1/3的患者症状并不能缓解，肿瘤也有复发可能。②根治性胃切除手术：针对胃窦切除手术无法控制、肿瘤复发、肿瘤大小超过2 cm伴

有脉管癌栓与淋巴结转移者，G3的G-NET可考虑胃部分切除／全切加淋巴结清扫手术。③姑息性减瘤手术：针对G1/G2的G-NET原发灶和转移灶，但不适用于G3（除非出现出血、穿孔、梗阻表现）。

3）药物治疗：①生长抑素及其类似物，一般针对Ⅰ型、Ⅱ型G-NET，使用1年后肿瘤会明显缩小，血清CgA、胃泌素水平会明显降低，值得注意的是，停药后肿瘤可能复发进展。②PPI，尽管长期使用PPI药物本身会引起嗜铬样细胞过度增殖产生G-NET，但是PPI依然是治疗G-NET相关的出血、溃疡的重要药物，并且，每日最大剂量可达120 mg。③靶向药物，包括舒尼替尼、依维莫司，靶向药物可联合前述的两种药物生长抑素/PPI进行治疗，效果更佳。④化疗药物，顺铂（DDP）联合依托泊苷（EP）的化疗是常用方案，其次是顺铂联合伊立替康，主要针对无法手术或出现远处转移的G-NET，而对于G1/G2分化良好的G-NET效果欠佳（反应率不到15%）。⑤放射性核素治疗，生长抑素类似物（SSA）标记的 ^{177}Lu（镥-177）或 ^{90}Y（钇-90）。

诊断篇

1. 胃癌的临床表现有哪些

（1）胃癌的早期表现：①上腹部饱胀不适、隐痛或疼痛规律发生改变；②反酸、嗳气、恶心、胃灼热、腹泻、黑便；③食欲不振、体重减退。

（2）胃癌进展期、晚期表现：①无规律性疼痛、进食困难、恶心、呕吐等；②短时间内体重大幅减轻、消瘦；③肿瘤变大出现梗阻症状，进食后疼痛、呕吐、无大便；④出现穿孔：剧烈腹痛，难忍；⑤出现胃出血，呕血。

2. 胃部常规检查

（1）^{13}C 或 ^{14}C 尿素呼气试验检测幽门螺杆菌。

（2）胃泌素水平。

（3）肿瘤标志物检测：包括 CA724、CA19-9、CEA、CA242、CA125、AFP 等。

糖类抗原724（CA724）是胃癌抗原，作为一个非特异性肿瘤标志物，对胃癌诊断价值高于其他肿瘤标志物，与胃癌分期、肿瘤大小、淋巴结转移和肿瘤转移等密切相关，但是它的升高不一定代表罹患胃肠道肿瘤，还可见于其他肿瘤如卵巢癌、非小细胞肺癌等。而胃癌患者中约有40%会出现CA724升高，所以，多种肿瘤标志物联合检测更有助于胃癌的诊断，包括CA19-9、CEA、CA242、CA125等。另外，产AFP胃癌容易发生肝转移和淋巴结转移。

（4）胃功能（胃蛋白酶原Ⅰ、Ⅱ水平）检测：胃蛋白酶原Ⅰ（PGⅠ）主要由胃体和胃底腺的主细胞与颈黏液细胞分泌，代表胃泌酸腺细胞功能的指标；相对于胃窦黏膜，胃蛋白酶原Ⅱ（PGⅡ）与胃底黏膜病变的相关性较大，它除了由胃底腺分泌，胃窦幽门腺和近端十二指肠Brunner腺也可以分泌，它的升高提示胃底腺管萎缩、胃上皮化生或假幽门腺化生、异型增生可能。胃蛋白酶原水平是反映胃体、胃窦黏膜外分泌功能的良好指标，被称为"血清学活检"。当胃黏膜发生萎缩时，血清PGⅠ和（或）PGR（PGⅠ与PGⅡ比值）水平降低。

（5）胃镜。

（6）上腹部增强CT（胃内注气或水对比显像）。

（7）上腹部增强磁共振（MRI）。

3. 如何看胃镜报告

胃壁组织从里及外的结构依次如图4。

胃镜报告及病理结果的含义如表12～表15。

表12　非上皮肿瘤病变（炎症性病变）

	胃 镜 报 告	病 理 结 果	治 疗
炎症性病变	浅表性胃炎	上皮层炎症细胞浸润	结合Hp感染、胃癌家族史等行：药物治疗，改变生活方式，缓解心情压力，定期复查
	① 急性胃炎	中性粒细胞浸润	
	② 慢性胃炎	淋巴浆细胞浸润	
	③ 慢性胃炎急性发作	两种炎症细胞均有	
	炎症细胞数量	1/3轻度、2/3中度、全部重度	
	炎症部位	局部、胃窦、胃体、全胃	

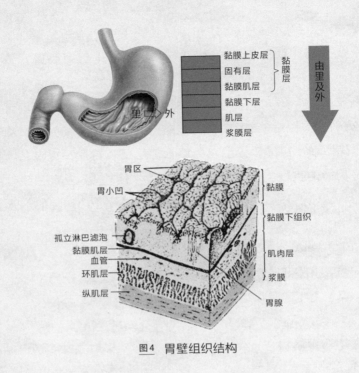

图4 胃壁组织结构

表13 非上皮肿瘤病变（增生性病变）

胃镜报告	病 理 结 果	治 疗
增生性病变	肠上皮化生伴萎缩性胃炎	抗Hp治疗，萎缩性胃炎治疗，定期复查胃镜
	①小肠型化生	
	②大肠型化生	
	③幽门腺上皮化生：颈黏液细胞增生	
	非肿瘤性增生、分泌黏液小肠型化生增生	
增生性病变	增生性息肉	内镜下摘除、切除，定期复查胃镜
	胃底腺息肉	
	非肿瘤性息肉	
增生性病变	黏膜上皮过度增生、角化	定期复查胃镜

表14 上皮内肿瘤性病变分度、病理结果及治疗

分　度	病　理　结　果	治　疗
轻度	轻度细胞和组织结构异型的增生	内镜下摘除、切除，定期复查胃镜
	低级别上皮内瘤变	
	轻度、中度异型增生	
	低级别腺瘤性息肉	
重度	重度细胞和组织结构异型的增生	内镜下切除，每3个月复查内镜+CT/MRI+手术治疗
	高级别上皮内瘤变	
	重度异型增生	
	高级别腺瘤性息肉	
	其他癌前病变、原位癌	

表15 胃癌分期、分化程度及治疗

	胃　癌	解　释	治　疗
分期	① 早期胃癌	肿瘤累及黏膜层、黏膜下层	内镜/手术
	② 进展期胃癌	肌层、浆膜层及以外	手术/化疗
分化程度	① 分化好	高分化腺癌	内镜/手术
	② 分化中	中、低分化腺癌	手术、化疗
	③ 分化差	未分化腺癌、印戒细胞癌、黏液细胞癌	

4. 无痛胃镜检查

无痛胃镜检查特点如下。

（1）优点：舒适性，全麻下可避免咽喉部反射反应（恶心、呕吐等），避免患者有焦虑和害怕的心理，同时可以让胃镜医生从容进行胃部检查，缩短胃镜检查时间，停药后，患者可立即苏醒。

（2）缺点：①有发生麻醉意外的可能；②出现呼吸急促、心律失常等不良反应；③检查后短时间内可能出现意识不清、近事遗忘。

（3）禁忌证：①麻醉药过敏；②癫痫患者；③严重高血压、心脏疾病和咽喉疾病者。

（4）胃镜检查需要知晓：①检查后患者会感到腹胀、嗳气，这是正常现象，因为胃镜时需要注入空气，退镜时空气吸除不完全；②检查结束1小时后可进水，2小时后进半流质软食物，避免食物和胃黏膜摩擦出血；③无痛胃镜检查建议在家属陪护下进行，胃镜检查结束12小时内不要饮酒，24小时内不建议驾驶和精细操作。

5. 钡餐造影后可以多久做胃镜

因每个个体的胃肠道蠕动水平不同，钡剂排出体外的速度和时间会有所不同。正常情况下，口服钡剂24小时以后从肛门排出。如果想让钡剂尽快排出体外，可以嘱患者多喝水，钡剂不会被胃肠道吸收，容易黏附在胃肠道黏膜上，一般在3天后可以做胃镜检查。便秘者往往会延长钡剂排出时间。

6. 胶囊内镜可以替代胃镜检查吗

胶囊内镜采取的是无线技术，构造由微型照相机、无线收发系统、数字处理系统三部分组成，从入口开始，胶囊内镜以2张/秒的速度进行拍摄，实时传送到体外的记录仪。胶囊内镜的电池可支持6～8小时，可以观察收集从口腔到小肠的内部情况。

缺点：①普通胶囊运动轨迹无法人为控制，拍摄图像不能精确定位、不能随意停下重点观察，因为它的前进是靠胃肠道蠕动来完成的；新一代的胶囊内镜可以根据医生的指令进行旋转、俯瞰、仰视等不同角度的拍摄，也可以根据要求进行异常部位的聚焦；②摄像头容易被消化道内容物遮挡，不能自动清洗；③不能进行早期癌变组织染色；④不能进行组织活检，所以得不到病理诊断；⑤不能放大精细检查；⑥有消化道憩室的患者不可使用胶囊内镜检查；⑦不能做幽门螺杆菌检测；⑧胶囊内镜芯片、高清摄像头都是一次性使用，成本较高，检查费用相对昂贵，和普通胃镜相比，价格相差10倍，和无痛胃镜相比，价格相差3倍以上。

但和传统胃镜相比较，它也具有一些明显的优点：①无创检查，检查方便，具有较好的舒适感、接受度，患者容易接受，特别是对咽反射敏感的患者；②不需要麻醉，相对禁忌少一些；③无交叉感染；④有出血倾向患者包括服用抗凝药者等可以使用胶囊内镜；⑤心肺功能不佳患者更适合采用胶囊内镜检查。

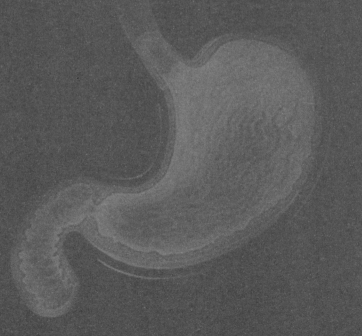

治疗篇

1. 胃癌治疗模式

胃癌治疗模式如下（图5）。

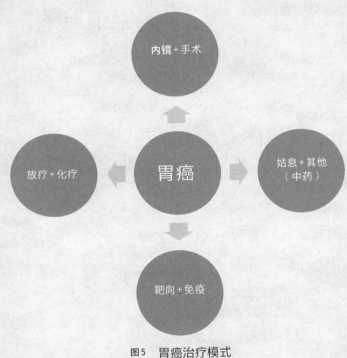

图5 胃癌治疗模式

2. 胃癌分期

2016年10月，国际抗癌联盟发布了第八版肿瘤分期，根据患者治疗过程的不同阶段评估胃癌时期，可以包含三种分期：①术前的临床分期（cTNM）；②新辅助化疗后分期（ypTNM）；③术后病理学分期（pTNM）。

（1）原发肿瘤（T）分期及表现见表16。

表16　原发肿瘤（T）分期及表现

分期	表现
Tx	原发肿瘤无法评估
T0	无原发肿瘤的证据
Tis	原位癌：上皮内肿瘤，未侵及固有层，高度不典型
T1	肿瘤侵犯固有层，黏膜肌层或黏膜下层
T1a	肿瘤侵犯固有层或黏膜肌层
T1b	肿瘤侵犯黏膜下层
T2	肿瘤侵犯固有肌层*
T3	肿瘤穿透浆膜下结缔组织，而尚未侵犯脏层腹膜或邻近结构
T4	肿瘤侵犯浆膜（脏层腹膜）或邻近结构**/***
T4a	肿瘤侵犯浆膜（脏层腹膜）
T4b	肿瘤侵犯邻近结构

注：　*　肿瘤可以穿透固有肌层达胃结肠韧带、肝胃韧带或大小网膜，但没有穿透这些结构的脏侧腹膜。在这种情况下，原发肿瘤的分期为T3期。如果穿透覆盖胃韧带或网膜的脏层腹膜，则应当被分为T4期。
　　**　胃的邻近结构包括脾脏、横结肠、肝脏、膈肌、胰腺、腹壁、肾上腺、肾脏、小肠、后腹膜。
　***　经胃壁内扩展至十二指肠或食管的肿瘤分期取决于包括胃在内的这些部位的最大浸润深度。

（2）区域淋巴结（N）分期及表现见表17。

表17　区域淋巴结（N）分期及表现

分期	表现
Nx	区域淋巴结无法评估
N0	区域淋巴结无转移#
N1	1～2个区域淋巴结有转移
N2	3～6个区域淋巴结有转移
N3	7个或7个以上区域淋巴结有转移
N3a	7～15个区域淋巴结有转移
N3b	16个或16个以上区域淋巴结有转移

注：#pN0指所有被检查的淋巴结均为阴性，而不论被切除和检查的淋巴结数目有多少。

（3）远处转移（M）分期见表18。

表18　远处转移（M）分期

M0	无远处转移
M1	有远处转移

（4）组织学分级（G）见表19。

表19　组织学分级（G）及表现

Gx	分级无法评估
G1	高分化
G2	中分化
G3	低分化，未分化

（5）解剖学分期／预后分组见表20。

表20　解剖学分期／预后分组

0期	Tis	N0	M0
ⅠA期	T1	N0	M0
ⅠB期	T2	N0	M0
	T1	N1	M0
ⅡA期	T3	N0	M0
	T2	N1	M0
	T1	N2	M0
ⅡB期	T4a	N0	M0
	T3	N1	M0
	T2	N2	M0
	T1	N3	M0

胃与胃肿瘤：您需要了解的知识

	T4a	N1	M0
ⅢA 期	T3	N2	M0
	T2	N3	M0
	T4b	N0	M0
ⅢB 期	T4b	N1	M0
	T4a	N2	M0
	T3	N3	M0
	T4b	N2	M0
ⅢC 期	T4b	N3	M0
	T4a	N3	M0
Ⅳ 期	任何 T	任何 N	M1

（6）新辅助治疗后分期（ypTNM）见表21。

表21　新辅助治疗后分期（ypTNM）

	T1	N0	M0
Ⅰ 期	T2	N0	M0
	T1	N1	M0
	T3	N0	M0
	T2	N1	M0
	T1	N2	M0
Ⅱ 期	T4a	N0	M0
	T3	N1	M0
	T2	N2	M0
	T1	N3	M0
	T4a	N1	M0
Ⅲ 期	T3	N2	M0
	T2	N3	M0
	T4b	N0	M0

	T4b	N1	M0
	T4a	N2	M0
Ⅲ 期	T3	N3	M0
	T4b	N2	M0
	T4b	N3	M0
	T4a	N3	M0
Ⅳ 期	任何 T	任何 N	M1

3. 胃癌术前评估手段

（1）消化道钡餐：可形象指示出胃癌的位置和大致大小。

（2）全腹部增强CT或MRI评估：进行临床分期评估，评估手术切除的可能性，提示是否存在卵巢种植转移、胃周淋巴结转移、腹膜后淋巴结转移、肝脏转移、脂肪层/网膜累及、周围脏器累及（胰腺、脾门、横结肠系膜、结肠等）、周围血管侵犯情况、血管变异情况、腹水等情况。

（3）超声内镜检查（图6）：可以对外科手术分期（术前T、N分期）、手术方式、肿瘤预后有一定的指导意义。

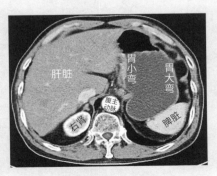

图6　胃增强CT图像

（4）肿瘤标志物水平：对发现和监测肿瘤有一定的价值，但肿瘤标志物水平通过新辅助化疗后降低，并不能反映化疗一定有效。

CT检查提示：胃充盈可，胃小弯侧胃壁明显增厚，增强后明显强化，周围多发淋巴结影。

下图为正常胃壁的超声图像（图7）。

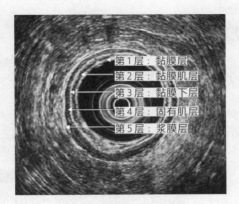

图7　正常胃壁的超声图像

4. 术前需要停用哪些药物？停药多久

中国逐步进入老龄化社会，慢性病比例逐渐增高，老年人长期服用各类药物，如阿司匹林、氯吡格雷等。为提高麻醉和手术的安全性，术前需要停用哪些药物？停用多久呢？

（1）达比加群（pradaxa）、利伐沙班：停药24小时。

达比加群的半衰期相对较短（7～17小时），如果条件允许，手术应当在服用最后一颗药物后至少12小时（最佳是24小时）之后进行手术。

利伐沙班是高选择性Xa因子抑制剂，半衰期为5～13小时，但会增加麻醉和手术出血风险，所以，至少术前停药24小时。

（2）阿司匹林、氯吡格雷：需要术前停药1周。

阿司匹林的抗血小板作用（抑制血小板激活）可以持续7～10天，所以，包括阿司匹林在内的非甾体类抗炎药都需要术前停药1周。

可以用皮下注射低分子肝素或者口服替罗非班来代替氯吡格雷，替罗非班是血小板GPⅡb/Ⅲa拮抗剂，起效快、失活也快，停药24小时后，血小板即可恢复到一半水平。

（3）华法林、香豆素：建议术前停药1周（至少5天）。

华法林的半衰期是40～60小时，其作用可维持2～5天。停用华法林后，术前需要用低分子肝素皮下注射替代，特别是血栓高危患者。注意：各类绿色蔬菜（西蓝花、菠菜、生菜、甘蓝等）和猪肝会对华法林药效产生影响。

如果急诊手术来不及停华法林，需要给予维生素K_1和新鲜血浆来中和华法林的作用。

（4）需要注意的是，如果平日一直口服降压药，一般建议手术当日继续口服降压药。但是，降压药利血平需要术前停药1周。

（5）降糖药一般在手术当日晨停药即可。

（6）激素类药物，一般不需要停药。有些胃癌患者合并有干燥综合征，平日服用激素，肾上腺功能被抑制并减退，所以，术前一般不能停激素，甚至有根据病情围手术期加倍应用激素可能。甲状腺功能亢进或长期口服甲状腺素片患者的围手术期管理，也需要重视。

除上述药物因素之外，术前感冒、月经来临，建议暂停手术。

5. 术前如何评估心肺功能（手术耐受性）

术前抽烟者理论上最好禁烟 1 ～ 2 周，可以减少术后肺部感染风险。在实践过程中，胃癌是限期手术，往往来不及禁烟这么长时间，加强围手术期管理，术后加强雾化吸入、翻身拍背、尽早下床活动、鼓励咳嗽咳痰，患者恢复往往也较好。

胃癌患者一般年龄较大，机体器官功能开始衰退，并且，时常伴有各种其他内科疾病，而胃癌手术清扫范围较大，属于腹部大手术，风险较高，术前需要进行科学的心肺功能评估，以减少手术风险和降低术后并发症出现。

潜在可以增加术后呼吸系统并发症发生的一些因素是：①手术部位靠近膈肌，如上腹部手术；②手术时间长于 3 小时；③急诊手术；④年龄超过 70 岁；⑤近期有心肌梗死或心力衰竭病史；⑥长期吸烟、戒烟短于 2 个月；⑦阻塞性肺疾病或限制性肺疾病。

肺功能主要包括肺弥散功能、肺通气功能。肺通气功能主要用 FEV1/FVC 来评估，是反映气道阻塞的敏感指标。FEV1 是指 1 秒用力呼气容积，最大吸气后以最快速度 1 秒用力呼出的气量；FVC 是指用力肺活量，最大吸气后以最快速度呼出的最大气（表 22）。

心肺功能综合评估方法如下。

（1）患者自行能登 3 层以上楼梯，术后并发症会明显降低

表22　肺通气功能

气道阻塞程度	FEV1/FVC	FEV1
轻度	< 70%	≥ 80%
中度	< 70%	30% < FEV1 < 80%
重度	< 70%	< 30%

（以不紧不慢的速度一气呵成爬上3楼，患者不感到明显气喘或胸闷，说明心肺功能良好）。

（2）登楼不足2层者，手术高危。

（3）深吸气后，能憋气30秒者表示心肺功能很好（正常人水平），20秒以上说明心肺功能尚可。

（4）吹火柴法：嘴距离点燃火柴15 cm吹不灭火，说明肺功能不佳；若距离5 cm吹不灭火，说明肺功能很差。

下图为肺功能检测（肺通气/肺弥散）报告（图8）。

6. 冠状动脉支架植入术后多久可以行胃癌手术

随着社会发展老龄化和生活水平的提高，冠心病的发病率逐年上升，冠脉介入治疗和心脏内支架植入普遍开展，有些老年胃癌患者可能也会接受经皮冠状动脉介入治疗（PCI），冠脉支架植入术后常规需要进行"双联抗血小板"（阿司匹林 + P2Y12抑制剂，DAPT）治疗。根据现行指南推荐，急性冠脉综合征患者在植入药物涂层支架后一般至少进行12个月的双联抗血小板治疗，金属裸支架植入术后双抗治疗至少1个月以上（最好1年），以防止支架内血栓形成。美国学者Mary T. Hawn等研究发现，冠脉支架植入术6个月以后进行非心脏手术可以明显降

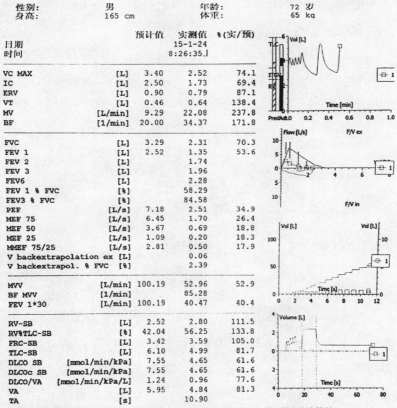

		预计值	实测值 15-1-24 8:26:35	%(实/预)
性别: 男		年龄:	72 岁	
身高: 165 cm		体重:	65 kg	

日期 时间		预计值	实测值 15-1-24 8:26:35	%(实/预)
VC MAX	[L]	3.40	2.52	74.1
IC	[L]	2.50	1.73	69.4
ERV	[L]	0.90	0.79	87.1
VT	[L]	0.46	0.64	138.4
MV	[L/min]	9.29	22.08	237.8
BF	[1/min]	20.00	34.37	171.8
FVC	[L]	3.29	2.31	70.3
FEV 1	[L]	2.52	1.35	53.6
FEV 2	[L]		1.74	
FEV 3	[L]		1.96	
FEV6	[L]		2.28	
FEV 1 % FVC	[%]		58.29	
FEV3 % FVC	[%]		84.58	
PEF	[L/s]	7.18	2.51	34.9
MEF 75	[L/s]	6.45	1.70	26.4
MEF 50	[L/s]	3.67	0.69	18.8
MEF 25	[L/s]	1.09	0.20	18.3
MMEF 75/25	[L/s]	2.81	0.50	17.9
V backextrapolation ex [L]			0.06	
V backextrapol. % FVC [%]			2.39	
MVV	[L/min]	100.19	52.96	52.9
BF MVV	[1/min]		85.28	
FEV 1*30	[L/min]	100.19	40.47	40.4
RV-SB	[L]	2.52	2.80	111.5
RV%TLC-SB	[%]	42.04	56.25	133.8
FRC-SB	[L]	3.42	3.59	105.0
TLC-SB	[L]	6.10	4.99	81.7
DLCO SB	[mmol/min/kPa]	7.55	4.65	61.6
DLCOc SB	[mmol/min/kPa]	7.55	4.65	61.6
DLCO/VA	[mmol/min/kPa/L]	1.24	0.96	77.6
VA	[L]	5.95	4.84	81.3
TA	[s]		10.90	

肺活量、用力肺活量轻度降低，用力肺活量第一秒量中重度降低，第一秒率中度降低，
每分钟最大通气量中度降低，肺弥散量轻度降低。
提示：
1、中度混合性肺通气功能障碍，以阻塞性改变为主。
2、肺弥散功能轻度降低。

图8　肺功能检测（肺通气/肺弥散）报告

低心肌梗死风险（与6个月以内的非心脏手术相比较），冠脉支架植入术后6周内行非心脏手术，围手术期并发症发生风险最大。美国医学会杂志（JAMA）研究发现，随着冠脉支架植入术后时间越长，再行非心脏手术风险越低，6周以内非心脏手术发生心血管事件发生率为11.6%，植入术后6周以上、半年以内者，发生心血管事件发生率为6.4%，植入术后1年以上者发生率降为3.5%。

但是，胃癌作为恶性肿瘤需要限期手术，那我们如何把握手术时机？突然停用"双抗"药物会增加发生血栓的风险，不停药会增加围手术期术后出血风险。笔者曾遇一例冠脉支架植入术后胃痛出血患者，胃镜检查提示胃体腺癌，等到支架植入术后6周行胃癌根治手术，术前1周改用低分子肝素，手术前停用，术后48小时后继续用低分子肝素，手术顺利，术中出血约50 mL，患者恢复，顺利出院。

7. 胃癌合并出血、穿孔、梗阻的治疗

胃癌合并出血、穿孔、梗阻即存在手术指征。

（1）胃癌合并胃出血。胃癌合并胃出血的发生率约为30%，其中大出血发生率为7%～9%，需要输血治疗，有活动性出血时，不适合进行化疗。出血时存在手术指征，应该尽快调整患者状态，积极争取手术机会，手术属于非根治性的姑息手术，以挽救生命为目的。

（2）胃癌合并胃穿孔。此类患者少见，多为溃疡型晚期胃癌，胃肿瘤细胞不断分裂增殖，可穿透胃壁组织，胃壁出现的空洞与腹腔相通后形成穿孔，胃液和食物流进腹腔内，引起腹痛、腹膜炎，需要手术治疗，冲洗干净腹腔，修补穿孔，修补困难者，可用大网膜填塞穿孔。

（3）胃癌合并幽门梗阻。根据胃癌患者不同情况，可以进行以下处理：①姑息性胃癌切除手术；②可以采用全静脉用药（如FOLFOX3方案）的新辅助化疗，加上营养支持治疗；③分

隔式胃空肠吻合术旁路手术；④胃造瘘手术，防止频繁恶心、呕吐；空肠造瘘，建立肠内营养通路；⑤如果患者手术和化疗条件都不允许，可以考虑胃镜下放置支架或放置鼻肠饲管至十二指肠远端或空肠内。

8. 胃癌患者贫血的几种可能

（1）胃癌术前消化道出血，是慢性出血导致的进行性贫血。消化道肿瘤出血约占上消化道出血的5%，其中胃癌最为多见，绝大部分为进展期胃癌，多数伴有局部淋巴结转移或周围脏器转移，癌组织较脆，血供又丰富，容易受食物摩擦致组织破溃，导致接触性出血，患者多伴有体质差、食欲不佳、体重明显下降。

（2）晚期胃癌，特别是年轻胃癌患者（35岁以下），容易发生骨转移，血红蛋白水平下降，红细胞计数减少，白细胞计数升高，血沉增快，碱性磷酸酶和乳酸脱氢酶水平升高，ECT、PET-CT检查提示骨质破坏性改变。可以是单纯红细胞系受到抑制减少，也可以是三系减少（红细胞系、血小板、白细胞系）。

（3）胃癌术后复发骨转移，情况与（2）类似。

9. 胃癌并发消化道梗阻患者术前如何处理

尽管胃癌晚期患者失去根治性手术治疗的机会，但是，当胃癌合并有消化道梗阻、出血、穿孔等特殊情况时，临床上依然有手术指征。胃癌合并消化道梗阻是晚期胃癌的一种并发症。根据不同的梗阻部位分为贲门梗阻、幽门梗阻，胃体部较少出现梗阻，只有出现皮革胃时，胃会失去正常蠕动功能，引起食物潴留，发生相对性梗阻。

临床上一般通过胃镜检查明确胃癌诊断，在保守治疗过程中，患者逐渐出现反复呕吐，并进行性加重（频次、数量等），同时伴有上腹部胀痛，甚至腹部包块出现，从固体食物到半流质、流质食物，出现进行性进食困难，餐后即吐、吐宿食，我们首先要考虑发生梗阻的可能。

对于幽门梗阻者，不完全性梗阻的胃癌患者可考虑给予半流质、流质饮食，对于完全性梗阻者，需要禁食，并给予胃肠减压，进行术前准备时，需要用高渗生理盐水进行反复洗胃（目前日本主张用正常生理盐水洗胃）。加强其他支持治疗，包括全胃肠外营养，输注复方氨基酸、脂肪乳、水溶性维生素、脂溶性维生素、白蛋白等，注意电解质平衡。对于贲门癌合并梗阻者，可以考虑放置覆膜支架来治疗，可解决梗阻引起的吞咽困难、呛咳等问题。需要注意的是，任何治疗都不一定是完美的，支架放入后可能会发生气管-食管瘘、治疗部位的疼痛、胸部异物感、反流性食管炎等症状。

10. 胃癌手术的知情同意书应由患者签吗

在医疗过程中，时常会遇到一个问题：假如您的家属不幸罹患癌症，您是否让患者对癌症知情？手术风险、麻醉风险谈话签字是否让患者本人签字？还是会选择：家属知情、患者医疗保护？

曾在手术室里和导师Takeshi Sano教授聊到了这个"敏

感"话题。Sano教授说:"早在30年前,日本也和中国情况相似,外科/麻醉医生一般都和癌症患者家属进行(术前/术后)谈话、术前/术后签字,生怕患者知道癌症情况后,心理上会承受不住或者对患者心理打击过大,从而负面影响疾病的恢复。事实上,现在日本和欧美一样,癌症病情一般会在第一时间直接告诉患者本人(尽管开始可能对患者心理上有冲击,存在一定的负面影响,但可以让患者做好以后的各种安排,也是尊重患者隐私的体现),各种术前/术后签字也需要患者本人签。"多年前,日本国内曾经做过一项较大规模的问卷调查:其中一个问题大致是"如果您不幸罹患癌症,是否想第一时间知情?"第二个问题大致是"如果您的亲属不幸罹患癌症,您是否会让医生对患者隐瞒癌症病情(而是直接告诉作为患者亲属的您)?"有意思的是,调查结果为:如果自己得癌症,大约98%的人都想知晓癌症病情;而作为癌症患者亲属,大约92%的人不想让医生告知患者癌症病情。记得在美国学习工作之时,USMLE的临床技能部分有内容就是针对这个类似话题的。这其实反映的是对患者个人隐私权的尊重和保护!

11. 胃癌主要有哪些手术方式

胃癌主要有三种手术方式:①胃大部切除 + 毕I式吻合术;②胃大部切除 + 毕II式吻合术;③全胃切除+Roux-en-Y吻合术。

除了上述三种经典的手术方式,还有很多其他手术方式,比如Kamikawa近端胃切除术、"双通道"近端胃切除术等。在日本癌症研究会有明医院，已经不采用毕Ⅱ式吻合术。

外科手术不仅要完整切除原发肿瘤病灶，还要彻底清扫区域淋巴结。由于胃癌细胞可以通过黏膜下生长2 cm以上，因此，对于局限性生长的胃癌，切缘需要距离肿瘤病灶至少3 cm以上；对于浸润性生长的胃癌，切缘需要距离肿瘤病灶至少5 cm以上（国外要求4 cm以上）。如果肿瘤病灶邻近食管和十二指肠，要求完整切除病灶，保证切缘阴性即可。

当下，胃癌手术按照区域淋巴结清扫（dissection，D）范围不同来描述根治手术范围。D1手术表示清扫区域淋巴结到第1站；D2手术表示清扫区域淋巴结到第2站；D1+表示清扫区域淋巴结到第1站以上，但未达到第2站；D0手术表示清扫区域淋巴结达不到第1站。目前亚洲胃癌根治术一般要求做标准的D2手术，也就是根治术不仅将胃肿瘤病灶充分切除，同时彻底廓清胃周第1、2站淋巴结，并将大小网膜、胃等网膜囊外切除。

12. 胃癌根治联合脾脏切除手术

当胃癌在胃体大弯侧或者贲门癌、胃癌合并血小板减少（脾肿大）时，可以考虑进行胃癌根治（全胃切除）联合脾脏切除手术。那脾脏切除是否会对人体产生一些影响呢？

脾脏是人体最大的淋巴器官（外周免疫器官）。位于人体左上腹、左肋弓下，也是人体的潜在"血库"，当人体在失血、运动、缺氧等应激情况下，脾脏可将贮存的血液输送到外周血循环中，以补充不足的血容量，脾脏内含有大量的免疫细胞（巨噬细胞、淋巴细胞），还能产生免疫球蛋白、补体等免疫因子，发挥免疫保护作用。当血液中出现抗原、病菌、异物等外来物时，脾脏会起到重要的滤过器作用，清除这些外来入侵的潜在危险物，脾脏也会清除自身的衰老死亡的细胞（红细胞和血小板）。所以，脾脏切除后可能会引起身体抵抗力下降，如肠道感染、呼吸道感染等，但是，一般不会造成生命危险。

在正常生理状态下，脾脏内贮存的血小板占全身血液中血小板总数的30%。术前血小板减少，当脾脏切除手术后，血小板会从术后24小时即开始逐步升高，一般于术后1～2周达到高峰期，血液黏稠度也增加，血液将处于高凝状态，容易引发血栓（特别是门静脉和肠系膜静脉），所以，应当严密监测血小板动态变化，协助患者术后早期进行四肢活动，包括肢体被动运动。如果术前血小板数量正常，脾脏切除术后当日可以行双下肢气压治疗，每日2次，每次20分钟，促进下肢血液循环，防止血栓形成。年龄大于40岁，先前有血栓病史、肿瘤等因素都是发生术后血栓的高危因素。

脾脏切除术后尽早给予必要的抗凝、去聚及溶栓疗法，是防止脾切除术后血栓形成的有效措施。脾脏切除术后一段时间（一般不超过1年）内需要进行持续抗凝和（或）抗血小板聚集治疗。建议术后血小板计数达到$30×10^9$/L，早期不能进食者，应给予皮下注射低分子肝素，可以进食者可抗行血小板聚集处理（阿司匹林肠溶片，100 mg，每日1次，疗程至少90日）治疗；当血小板超过$50×10^9$/L时，应联合皮下注射低分子肝素，或者单独皮下注射低分子肝素。出院后2周内应每3～5日复查血常规一次，密切观察外周血小板升高情况，术后第1个月每周空腹B超监测门脉系统有无血栓形成、脾窝积液。如果血小板大于正常值，应继续使用抗凝、抗血小板聚集药物，直至血小板降至正常范围时停药。此后可每半个月复查血常规，观察血小板水平是否持续稳定于正常范围内。然后，患者应于术后1个月、3个月、6个月后返回医院门诊复诊。

当血小板计数上升达$50×10^9$/L以上时，有可能发生脾静脉血栓，如果患者出现剧烈的腹疼和血便，说明血栓可能已经蔓延到肠系膜上静脉，需要尽快抗凝治疗。值得注意的是，如果患者胃癌术前做过瓣膜置换或冠脉支架植入手术，术后需要心内科、心脏外科早期会诊，进行规范的抗凝治疗，抗凝要求比单纯的脾切除更高，INR要在2～3。

另外，脾切除术后机体免疫功能受损，清除细菌能力会下降，容易发生局部或全身感染，需要注意适当加强锻炼、注意保暖和个人卫生，避免任何感染机会。

脾切除术后可能会出现"脾热"，这是常见的术后并发症，与腹部手术后1周内的创伤反应性发热不同，脾热一般持续时间较久（2～3周），可以长达数个月（较少长于3个月），体温一般不超过39℃，外周血中的白细胞常较高且波动不稳，在诊断脾热前，需要排除局部感染（膈下、切口、肺部、导管相关感染等）和全身感染，抗生素对脾热作用效果不佳，确定脾热后，只需要应用非甾体类药物或激素退热即可。脾热为自限性发热，一般2～3周后，脾热会自行减轻、消失。

脾热具有4个特点。①持续性、波动性。②排除性：排除其他各种感染因素。③模糊性：原因常不明确，时常和脾窝渗出、吸收热、免疫功能低下、脾静脉血栓、肝功能异常等因素有关。④自愈性：常常会自行减轻、消失，与抗生素使用无关。

13. 术后患者需要做哪些工作来促进恢复

（1）清理呼吸道，保持呼吸道通畅。鼓励患者用力咳嗽，翻身更换体位，对于术前抽烟者，至少禁烟1周以上，否则，术后患者痰液较多，容易发生肺部感染。痰液黏稠时，需要加强雾化，可每日2～4次，每次10分钟左右，稀释痰液，患者咳嗽力气不足时，需要患者家属或护工协助翻身拍背，一般每2～3小时翻身拍背一次，如果痰液很多，可能需要医护人员帮助吸痰。建议每隔1小时做一次肺功能运动（如努力咳嗽），防止肺不张、肺炎的发生。

（2）止痛。患者取半卧位，减轻伤口张力和疼痛，腹部积液尽量流入盆腔。胃癌手术相对较大，患者咳嗽动作会引起伤口明显疼痛，会因疼痛而停止咳嗽，所以，咳嗽时，患者家属或护工用双手按住伤口两侧，减轻腹腔压力增高引起的伤口疼痛；必要的术后镇痛药物可以间接帮助患者咳痰。快速康复理念下，术中罗哌卡因注射液腹横筋膜注射可有效缓解切口疼痛数小时。

（3）尽早下床活动或被动运动。术后镇痛下，鼓励患者咳嗽、咳痰、尽早下床活动，利于胃肠道功能尽早恢复，防止肺栓塞、坠积性肺炎发生，或使用双下肢气压治疗仪进行简短气囊压迫，患者在床上进行双下肢被动活动，防止双下肢血栓形成。术后常规采用Caprini模型来评估普外科手术患者的静脉血栓发生风险，预防静脉血栓形成，高危患者在无出血倾向时，及早应用低分子肝素抗凝治疗（表23、表24）。

表23　血栓风险（Caprini模型）

1分	2分	3分	5分
年龄41～60周岁	年龄61～74周岁	年龄≥75周岁	脑卒中（<1m）
小手术	关节镜手术	VTE病史	择期关节置换术
BMI > 25 kg/m²	大型开放手术（>45分钟）	VTE家族史	髋、骨盆、下肢骨折
下肢肿胀	腹腔镜手术（>45分钟）	凝血因子V Leiden突变	急性脊髓损伤（<1m）
静脉曲张	恶性肿瘤	凝血酶原G20210A突变	
妊娠或产后	卧床（>72小时）	狼疮抗凝物阳性	
有不明原因的或者习惯性流产史	石膏固定	抗心磷脂抗体阳性	
口服避孕药或激素替代疗法	中央静脉通路	血清同型半胱氨酸升高	
脓毒症（<1个月）		肝素诱发的血小板减少症	
严重肺病，包括肺炎（<1个月）		其他先天性或获得性血栓形成倾向	
肺功能异常			
急性心肌梗死			
充血性心力衰竭（<1个月）			
炎性肠病史			
卧床患者			

表24　静脉血栓（VTE）风险分度及预防措施

VTE风险分度	Caprini评分	未采取预防措施VTE发生率	预防措施
低危	0～2	1.5%	尽早活动，物理预防
中危	3～4	3%	药物预防＋物理预防
高危	≥5	6%	药物预防＋物理预防

注：物理预防是指使用间歇性充气加压泵（IPC）治疗；药物预防是指使用低分子肝素、小剂量阿司匹林等治疗。

（4）伤口愈合情况。胃癌手术并不是Ⅰ类清洁切口，而是属于Ⅱ类切口（沾染或污染的清洁切口），虽然无炎性病灶和感染，但是，少部分患者术后依然会有切口愈合欠佳、脂肪液化甚至化脓，需及时发现、敞开引流、勤换药，甚至做负压封闭引流技术。

（5）观察腹腔引流液情况。处于进展期的胃癌有时会部分侵犯胰腺，在进行根治性手术时，可能会部分切除胰腺组织，导致术后有胰瘘发生可能，吻合口瘘出现时，引流液会出现胆汁样液体。所以，术后需要观测引流液淀粉酶、胆红素水平，如果淀粉酶／胆红素水平较高，需要进行必要的双套管生理盐水冲洗和生长抑素治疗。如果引流管引流出较新鲜的血，说明创面可能有渗血，需要及时复查血红蛋白水平并进行必要的止血治疗。

14. 胃癌术后多久排气

腹部外科手术因为（全身）麻醉、手术创伤、腹腔暴露、手术操作、术中牵拉、心理恐惧等因素，刺激腹腔神经，使得交感性分泌增强，胃肠道的蠕动节律、强度、方向均会受到影响，术后会引起正常胃肠道推进动力受到抑制，消化道蠕动不同程度受到抑制甚至消失。但随着术后时间的延长，不同的脏器动力也开始逐渐恢复，恢复时间不尽相同。一般情况下，动力恢复顺序为：小肠、胃、结肠。小肠一般术后24小时内恢复动力，胃需要24～48小时，结肠为48～72小时（特别是左半结肠）。排气之前，患者可诉腹部有"咕噜噜"声响，稍有胀感。如果超过72小时，患者不能自主排便或排气，容易出现术后腹胀、恶心、呕吐等症状，可予开塞露2支塞肛助排气。如果24小时内出现排气现象，有可能是"假排气"，是术前或术中残留在近肛门的结肠气体受到非结肠蠕动排出。

15. 排气后才能进食

一方面，长期卧床休息容易使肌肉强度减弱，肺功能减退，导致坠积性肺炎和下肢静脉血栓发生风险增加；另一方面，术后早期下地活动有助于胃癌术后患者恢复，有利于促进患者肠蠕动、膀胱功能恢复，改善肠胀气，只有肛门排气后方有可能进食。随着快速康复外科理念的推进，术后早期主张尽早给予肠内营养，有利于伤口愈合和肠道蠕动恢复，减少手术后感染并发症的发生，降低分解代谢，术后恶心、呕吐等表现得到明显控制。

多数胃癌术后患者早期拒绝下床活动的原因是惧怕疼痛、担心切口裂开，所以，术后需要加强患者康复指导和教育。在日本癌症研究会有明医院，手术麻醉时都放置镇痛装置，术后3天进行常规镇痛，所以，胃癌患者术后不会觉得明显疼痛，可较早下床活动，恢复明显加快。

排气后先进少量水，避免大口大量进水导致腹胀、吻合口瘘出现，如果进水后无不适，可以改为流质，如米汤、鱼汤、菜汤、肠内营养粉剂等，不建议摄入过于油腻的肉汤。

16. 胃切除术对人体产生的影响有哪些

胃切除术后，胃肠道经过了重建，解剖结构发生了明显变化，胃的容积变小或者消失了，支配胃的神经被切断了，胃动力减弱甚至发生胃瘫，术后患者活动减少，随之改变的是食欲，进食需求减弱（图9、图10）。

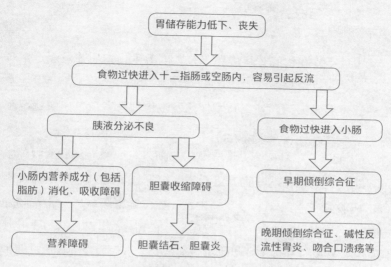

图9　胃切除后胃储存能力下降

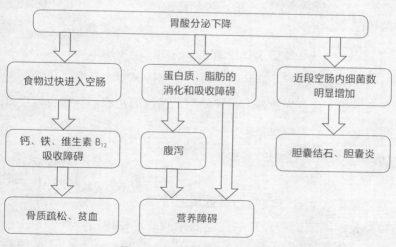

图10　胃切除后胃酸分泌下降

17. 胃癌术后的主要并发症有哪些

胃癌手术在胃肠外科中属于较大的手术，术后并发症是相对多见的，况且胃癌多发生于老年人，患者的年龄越大，并发症发生概率也会越大，此外，并发症的发生也与患者自身健康状况密切相关。

（1）吻合口梗阻（1%～5%）：临床表现为进食后上腹部胀痛、恶心、呕吐，呕吐物为进食物。可通过消化道造影或胃镜明确，一般先采用保守治疗：禁食水，插胃管胃肠减压，全胃肠外（静脉）营养补充营养，维持水电解质平衡。如果是吻合口炎症水肿所致，在条件允许下，可尝试胃镜或介入下置放鼻饲管通过梗阻处，置入远端空肠，予肠内营养支持，一般数日保守治疗后会明显缓解，若经过2周治疗未见好转，进食后依然出现呕吐等梗阻症状，需要考虑手术治疗。

（2）输入（空肠）袢梗阻：毕Ⅱ式术后出现呕吐，呕吐物多为胆汁和胰液，呕吐后症状缓解，常因输入袢太长或成角或粘连导致梗阻。可分为急性、慢性梗阻，通过消化道造影或胃镜检查明确诊断，轻者经过数周保守治疗后自愈，少数严重者需手术治疗，对于极少数绞窄性梗阻者，应尽早手术治疗。

（3）输出（空肠）袢梗阻：毕Ⅱ式术后出现呕吐，呕吐物多为食物和胆汁，为吻合口远侧形成梗阻，常由术后粘连、水肿、大网膜压迫所致。可通过消化道造影和胃镜检查确诊，轻者保守治疗，严重者症状持续存在，需要考虑手术来解除梗阻。

（4）倾倒综合征：多见于毕Ⅱ式术后（约15%），吻合口越大，发生概率越高。按照出现时间不同分为早期、晚期倾倒综合征。晚期一般指术后半年出现。倾倒综合征的临床表现是进食后30分钟至3小时出现上腹部胀闷、心悸、乏力、出汗、头晕、呕吐、饥饿感、腹泻甚至血压下降等，继而患者会面色苍白、心动过速等。一般经过平卧休息半小时自行好转，倾倒综合征的发生与食物性质、数量、患者进食体位、残留胃多少有关，甜食、牛奶、进食过快、吻合口过大等容易发作，平卧位不容易发生，残留胃越多越不容易发生。预防措施为：少吃多餐；避免高渗和甜食；平卧位进食；持续多年无明显改善者，需要考虑手术治疗。

（5）吻合口溃疡（1%～10%）：这是胃手术后远期常见的并发症之一，多见于术后2～3年。可做胃泌素水平测定，排除胃泌素瘤可能。术后有腹部不适症状，需要考虑到吻合口溃疡，予以胃黏膜保护剂治疗一段时间，建议有条件者每年一次胃镜检查。

（6）胆汁反流性胃炎（5%～35%）：常见于毕Ⅰ式和Ⅱ式胃大部切除术后1～2年，Ⅱ式比Ⅰ式发生率更高。临床表现为：上腹部饱胀感，伴有烧灼痛，餐后加重，抗酸治疗无效，呕吐后症状缓解不明显，胃镜检查可提示慢性萎缩性胃炎。轻者药物治疗，严重者需要行Roux-en-Y型吻合手术治疗。

（7）其他少见的并发症：包括胃瘫、吻合口瘘、腹腔出血、感染、肠粘连套叠等。

18. 术后胃瘫综合征

术后胃瘫综合征是胃癌根治术后常见并发症之一，一般是继发于非机械性梗阻因素引起残胃排空障碍的胃动力紊乱综合征，多见于腹部手术（尤其是胃大部切除术）后，发生率为0.47%～5%，其机制可能是双侧迷走神经切断、抑制性交感神经兴奋、麻醉药作用、精神因素等，还可能与老龄、低白蛋白、高血糖、术中较多出血量、毕Ⅱ式吻合术、术前幽门梗阻、术后感染、镇痛泵应用等有关。临床表现为患者往往于术后数日开始出现进食后饱胀不适、恶心、呕吐，也有患者术后胃肠减压（始终未进食）状态下胃管持续抽出700 mL/d胃液，连续超过7日。患者肠道动力一般正常，仍可出现排气、排便。胃瘫可以持续数周甚至半年以上，绝大多数可以通过非手术治疗治愈。临床上，应通过消化道造影或胃镜检查先排除机械性梗阻（吻合口或输出袢梗阻）。

经验治疗以往采用红霉素静脉滴注，可以长达1个月，但实践发现红霉素治疗效果并不一定如预期好，我们采用甲氧氯普胺静脉低速滴注进行治疗（注意：长期使用甲氧氯普胺会出现锥体外系表现），还可以采用中医治疗如针灸、胃瘫贴（中国医学科学院肿瘤医院提供）等。

胃瘫发生后，若有条件，可放置鼻肠饲管，保持胃肠减压通畅，建立有效的肠内营养通路，使患者情绪稳定。因为这可能会是个较长期的治疗过程，也可能在一段时间内需要居家护理，输注肠内营养液，也可尝试鼻饲全胃肠动力药物（莫沙必利、伊托必利等）。

19. 胃癌切除术后为什么会发生胆囊结石

胃大部切除手术后，胆囊结石的发病风险明显增高，是正常人的2～3倍。胃大部切除术后并发胆囊结石的发生率为15%～20%。所以，在日本，远端胃癌根治手术时，有时会同时做预防性切除胆囊，也有学者行远端胃癌根治＋迷走神经保留术，保留右后迷走神经主干，并保护好胃左动脉伴行的迷走神经（此部分支配肝胆）。

正常生理情况下，胆囊的作用是把肝脏持续生成的胆汁不断浓缩并贮存。进食后，食物会进入十二指肠，刺激相关的激素分泌，继而使胆囊收缩，把浓缩的胆汁排入肠腔，促进食物消化。除此之外，胆囊的功能还受交感神经、迷走神经支配。交感神经受刺激后会使胆囊松弛，而刺激迷走神经会使胆囊发生收缩。

胃癌切除术后发生胆囊结石的机制不明，可能和一些因素有关：①胃癌根治手术加上D2式淋巴结清扫会不可避免地把迷走神经肝支严重损伤，使得肝脏胆汁酸的分泌量减少，胆汁溶解胆固醇的能力降低，迷走神经肝支又支配胆囊，使得胆囊紧张度降低、胆囊收缩力下降，胆汁排出困难，胆囊内胆汁淤积，胆固醇也容易沉淀，增加了发生胆囊结石的风险。②胃切除手术减少了胃泌素的分泌，胃空肠毕Ⅱ式吻合下食物不经过十二指肠而直接进入空肠，明显降低了胆囊收缩素的释放，降低了胆囊收缩力，导致胆汁淤积和浓缩，增加了胆结石发生率。因此，远端胃切除术后（毕Ⅰ式胃、十二指肠吻合），食物依然能通过十二指肠，其发生胆囊结石的概率比近端胃切除术要低。

20. 胃切除术后为什么容易发生低血糖

在临床上，胃大部切除术后低血糖综合征并不多见，国内报道发病率为0.62%～0.74%。低血糖一般指空腹外周静脉血血糖低于2.8 mmol/L。糖尿病患者血糖值≤3.9 mmol/L。临床上表现出交感神经兴奋、脑细胞缺氧的特点，如心悸、出汗、饥饿、乏力、颤抖、面色苍白、震颤、恶心呕吐等，严重的低血糖会有中枢神经系统表现，如躁动、意识模糊、精神失常、大小便失禁、昏睡、肢体瘫痪、昏迷等。多为餐后2～4小时出现。主要因为胃肠吻合术后，进食后胃过快排空，胃内容物快速进入肠道，葡萄糖迅速吸收入血（30～60分钟），使得体内血糖水平急剧增高，刺激了体内胰岛素过量释放，胰岛素高峰滞后于血糖，一般2小时后才出现，因此会出现低血糖反应。

轻度低血糖、神志清醒者平时可以随时携带糖果，一旦有头晕、乏力，立即食用糖果等来纠正低血糖，一般十几分钟后低血糖症状就会消失。神志不清、低血糖者切忌喂食，以免呼吸道窒息。

临床上遇到胃癌术前合并有2型糖尿病和高血压者在胃癌术后，不仅糖尿病和高血压突然消失，而且，还出现了低血糖现象（餐前3.0 mmol/L），这也可能是非胰岛素瘤胰源性低血糖综合征（NIPHS），可以按餐前低血糖的时间点检测外周静脉血中的胰岛素、C肽水平。

21. 胃癌术后发生静脉血栓的影响因素

静脉血栓形成的三个重要因素是：①血流缓慢；②静脉壁受到损伤；③高凝状态。由于恶性肿瘤患者血液往往处于高凝状态，特别是胃癌患者（属于极高危肿瘤类别），发生静脉血栓的风险明显高于其他人群，发生率在15%左右，是非癌症患者的6倍以上。

需要注意的是：①胃癌的肿瘤负荷越大，发生静脉血栓的风险越高；②胃癌根治手术范围较大，手术后患者机体处于高凝状态，也容易发生血栓和肺栓塞；③患者年龄越大，加上可能合并有其他疾病，如心、肝、肾疾病，都可能增加发生静脉血栓风险；④胃癌患者的其他治疗可能会带来形成静脉血栓可能，如化疗所用的静脉置管（PICC或输液港）、激素使用、抗血管生成药物、促红细胞生成素药物、血小板输注等；⑤肥胖、下床活动少/受限、活动能力下降、既往有静脉血栓病史的患者，发生血栓风险相对高；⑥术后一般使用低分子肝素预防性抗凝1～2周。

静脉血栓风险评估内容如下（表25）。

表25　静脉血栓风险评估表（Khorana评分表）

患　者　特　点	评　分
胃癌（属于极高危）	2
血小板计数 ≥ $350 × 10^9$/L	1
白细胞计数 > $11.0 × 10^9$/L	1
血红蛋白 < 100 g/L	1
使用促红细胞生成素（EPO）	1
身体质量指数（BMI）> 35 kg/m^2	1

注：评分：0分，低危；1～2分，中危；≥3分，高危。

22. 胃癌术前、术后的精神障碍（焦虑、抑郁）

多数患者都会"谈癌色变"，当一个人突然被诊断为胃癌，无疑会是当头一棒，顿时心生惶恐、紧张和焦虑情绪，心中会疑虑到底自己还能活多久？严重者会寝食难安，特别是中年人，一下子感觉人生走到了尽头，自己还有理想和梦想，想到"上有

治疗篇

81

老、下有小"，难免会出现激烈的情绪反应。

手术结束后，患者会担心自己肿瘤是否清除干净彻底。手术后并发症的发生（如胃瘫、感染、瘘、肠梗阻等）、医疗费用的增加会给患者带来很大的心理压力，而负面的心理反应会导致机体内分泌改变、免疫力的降低，影响术后的康复速度，所以，保持心情舒畅对于肿瘤患者来说尤为重要，尽量做到面对再坏的结果也迫使自己豁达、坦然地接受，必要时接受心理治疗，消除焦虑情绪，主动配合治疗，这样才能得到更好的存活机会。

可以在胃癌术前、术后对患者进行必要的心理干预，利用Zung焦虑自评量表（SAS）、Zung抑郁自评量表（SDS）（表见后）定量评估患者受干预前后的评分变化，以及视觉模拟疼痛评分（VAS）值变化（图11），减轻患者的恐惧和焦虑心理，术前帮助患者从心理上接受手术，术后帮助患者提高免疫力，减轻机体应激反应，促进术后恢复（包括排气、排便等）。

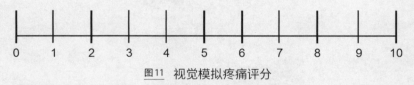

图11 视觉模拟疼痛评分

0～2：表示舒适；3～4：表示轻度不舒适；5～6：表示中度不舒适；7～8：表示重度不舒适；9～10：表示极度不舒适

如果是肿瘤晚期，患者一般自己会有濒死感，此时更加需要呵护和关怀。

23. 胃癌术后出现躯体形式障碍

尽管临床中发生躯体形式障碍的患者并不多，但是，值得我们注意。所谓躯体形式障碍，是指以各种躯体症状为主要临床表现但不能被证实有器质性病损或病理生理的精神障碍，包括躯体形式疼痛障碍类型，患者经过各种医疗检查手段和医生解释都不能打消顾虑，时常会伴有焦虑和抑郁的情绪，可能会与患者的不愉快生活事件、冲突和困难有关。治疗方法主要包括：心理疏导和教育；抗焦虑药物治疗。笔者在临床工作中遇到2例术后出现躯体形式障碍的，胃癌术后，患者已经顺利进食和排便，突然出现腹部疼痛，经过各种手段检查和检测，排除胰腺炎等器质性问题，疼痛时给予生理盐水肌内注射数次后会突然好转治愈，有时不用治疗，疼痛也会突然消失。

24. 胃癌术后病理报告解读

病理诊断是疾病诊断的金标准（表26）。

表26　胃癌术后病理报告解读

免疫组化分子检测	中文名	检测意义
HER-2（c-erB-2）	人表皮生长因子受体-2	强阳性，恶性度高，适用于曲妥珠单抗的靶向药物治疗
TOPO Ⅱ	DNA拓扑异构酶Ⅱ	表达水平越高，对肿瘤药物敏感性越高：蒽环类抗生素、鬼臼毒素类（柔红霉素、阿霉素等）。阳性率高者对VP16尤其有效
β-Tubulin Ⅲ	β-微管蛋白	高表达对紫杉类药物耐药，同时提示预后不良
P-gp	P-糖蛋白	高表达，下列药物强耐药：阿霉素、紫杉醇类、柔红霉素、长春碱类、米托恩醌
TS	胸苷合成酶	5-FU的作用靶点，TS表达水平越高，5-FU化疗的疗效会明显下降
TP	胸苷磷酸化酶	≥++，说明多药耐药
GST-π	谷胱甘肽巯基转移酶π	高表达，下列药物强耐药：顺铂、阿霉素、环磷酰胺、氮芥、瘤可宁等

免疫组化分子检测	中文名	检测意义
MGMT	DNA修复酶-O6-甲基鸟嘌呤DNA甲基转移酶	高表达，可以用化疗药物烷化剂治疗
P170	多药耐药基因*mdrl*的表达产物——糖蛋白P170	化疗有效的话，P170表达会升高，而Ki67会下降
Ki-67	增殖细胞相关核抗原	细胞增殖标志，高表达则肿瘤增殖快。与肿瘤的分化、浸润、转移、预后密切相关。在细胞周期G1、S、G2、M期均有表达，G0期缺如
CEA	癌胚抗原	多数腺癌会表达
Rb基因	视网膜母细胞瘤基因	抑癌基因，调节细胞周期
P53		均为突变型，阳性率越高，预后越差。野生型半衰期很短
E-Ca	E-Cadherin钙黏附蛋白	高表达，提示肿瘤侵袭和转移的可能
Syn	突触素	神经组织标志（神经内分泌肿瘤）
S-100	（表达于星状神经胶质细胞的酸性钙结合蛋白）	神经组织标志（神经内分泌肿瘤）
NSE	神经元特异性烯醇化酶	神经内分泌肿瘤诊断
Chr	嗜铬素	神经内分泌肿瘤诊断
CD117	酪氨激酶受体	与CD34一起用于诊断GIST间质瘤
CD34	（高度表达于造血干细胞的高度糖基化的跨膜糖蛋白）	用于标记血管内皮细胞，血管源性肿瘤诊断，GIST中70%～90%阳性
BCL-2	B淋巴细胞瘤-2	高表达者肿瘤抗凋亡，对多数抗癌药物、放疗不敏感
Villin	绒毛膜蛋白	只表达于有刷状缘的胃肠道上皮细胞上，因此，在胃肠道癌、胰腺癌、胆囊癌和胆管癌组织中有很高的表达率
CDX-2	肠特异性的核转录因子	肠源性腺癌阳性
CK7	角蛋白7	卵巢、肺、乳腺癌阳性；结肠、前列腺、胃肠道阴性
CK20	角蛋白20	胃肠道腺癌、卵巢黏液肿瘤、皮肤Merkel细胞瘤阳性
MUC1	黏蛋白1	肿瘤组织异常高表达，如阑尾癌

普通型腺癌病理特征明显，通常无须借助免疫组化。一些特殊类型的胃癌往往需免疫组化标志协助确诊。

25. 胃癌的辅助化疗

辅助化疗是指在采取有效的局部治疗（包括手术或放疗）后使用的化疗，主要针对手术后或放射治疗后局部区域可能残余的肿瘤细胞或全身亚临床的微小转移癌灶，为了防止复发转移或推迟远处转移时间而进行的化疗。化疗本身是一种全身治疗的方法，无论采取口服、静脉、体腔等不同的给药方式，化疗药物均会随着血液循环遍布全身的绝大部分组织和器官（有些药物无法透过血脑屏障如顺铂、奥沙利铂、吉西他滨等），所以，对于有肿瘤播散、转移的中晚期肿瘤，化疗是非常重要的治疗手段。

（1）辅助化疗目的：消灭手术无法清除的微小癌灶（一般是针对5 mm以下癌灶），减少复发或转移的机会，提高患者生存率，所以，对于有复发转移风险的手术或放疗患者均应接受化疗。

（2）禁忌证：①早期胃癌pT1N0M0、pT2N0M0（不具备如下高危因素：低龄 < 40岁，组织学低分化，有神经或血管或淋巴管侵犯）；②身体条件较差或年龄较大，不能承受化疗；③有严重肝肾功能不全者；④多次化疗后耐药并且更换化疗方案仍然无效者。

开始化疗之前，需要去找原来的手术医生门诊，评估病情、身体条件，化疗方案的选择取决于肿瘤类型、性质、分期、患者年龄、术后身体恢复情况。化疗会有风险，需要签署一份化疗知情同意书，化疗期间有很多注意事项，包括饮食、日常生活、维生素补充、营养元素补充等。患者需要了解化疗的日程安排、不良反应及其应对措施、化疗期间的监测内容等。

26. 腹腔热灌注化疗指征

胃癌转移的一个重要途径是腹腔种植播散转移，特别是晚期胃癌容易浸润至浆膜，形成腹腔种植转移，甚至引起恶性腹水。所以，不少晚期胃癌患者会出现腹腔脱落细胞学阳性或者腹腔、盆腔种植转移病灶（多者可达成千个病灶），据统计，胃癌5年腹腔转移率为60%～90%，特别对于女性T4期患者，术后会出现卵巢种植转移可能，对于这些病灶如何进行有效的治疗是胃肿瘤学的一个重要内容。

由于存在"腹膜-血浆屏障"，全身化疗时，化疗药物很难进入腹腔内，对腹腔内种植转移的病灶作用非常有限，腹腔热灌注化疗（HIPEC）能有效降低腹腔内肿瘤的复发和转移。腹腔热灌注化疗是指通过腹腔穿刺或预先在体内植入化疗泵将恒温42～45℃化疗液体灌注充盈入腹腔内，并使化疗液体均匀分布，维持一定的时间（均匀恒温浸泡）。它的工作原理是：①肿瘤细胞和正常机体细胞对不同温度有不同的耐受性，正常细胞可以耐受45℃高温（可耐受47℃1小时），而肿瘤细胞一般会在40～43℃死亡；②加温情况下，细胞膜的稳定性会受到破坏，通透性增加，从而使得化疗药物的吸收率和渗透率增加；③持续热灌注时，液体的循环流动对腹腔起到连续机械冲刷作用，有利于肿瘤细胞的杀灭、阻止肿瘤细胞的黏附；④ 加温可以改变药物代谢过程，增强药物与DNA的作用，抑制DNA的修复；⑤ 提高了病灶的局部药物浓度，减少了全身不良反应；⑥ 高浓度化疗药物会经过门静脉吸收进入肝内，对肝内的转移病灶有杀伤作用。

自1980年，Spratt等首次成功应用了腹腔温热灌注化疗治疗一例腹膜假黏液瘤患者以来，HIPEC经历了近40年的发展，设备、技术、适应证有了长足的进步。目前的HIPEC指征：肿瘤浸润浆膜层、累及周围邻近组织；腹水脱落细胞学阳性；癌性腹水；胃癌姑息术后；N2淋巴结转移者；确诊胃癌晚期不能手术者；胃癌肿瘤腹腔内复发、转移者。禁忌证包括：腹腔严重粘连（穿刺会引起肠管损伤）；腹腔炎症；化疗不能耐受者；严重心肺功能不全；腹主动脉瘤；凝血功能障碍；体温高于38℃；脑转移者；高血压者；明显肾功能不全者；骨髓抑制者。

HIPEC仅可以对直径5 mm以下的腹膜转移病灶有杀灭作用，所以，在行HIPEC之前，应尽量手术切除肉眼可见的癌灶以减轻肿瘤的负荷，即减瘤术。

胃癌患者伴有腹膜转移者，可以采用肿瘤细胞减灭术+腹腔热灌注化疗的治疗方案，具体药物可采用紫杉醇、SOX、顺铂等方案进行腹腔热灌注化疗。HIPEC术后留置引流管至少48小时以上，考虑到热灌注后腹腔内保留了部分化疗药物，穿刺引流管周围可能会出现渗漏液体情况，需要及时更换无菌敷料，并记录引流液的量、色、性质等。HIPEC也会产生一些不良反应，包括低热、骨髓抑制、肠穿孔、粘连性肠梗阻、肝肾功能损害、化学性腹膜炎、手术后的吻合口瘘。

HIPEC热灌注化疗注意事项：①腹腔内注入水量至少1 500 mL，一般在3 000～4 000 mL，可以防止化疗引起的肠粘连和术后腹痛；②考虑到顺铂药物的肾脏毒性，利用顺铂进行HIPEC热灌注化疗时，需要在灌注前一日、灌注当日、灌注后一日全身"水化"（1 000 mL以上）；③热灌注当天注意头部温度，如果过高，需要使用头部冰袋来降低温度；④灌注后可用5～10 mg地塞米松（腹腔内注入）来减轻腹膜反应和感染。

27. 胃癌的新辅助化疗

胃癌的新辅助化疗是指在实施局部治疗（手术或放疗）之前所采取的全身化疗，目的是减小胃癌肿瘤负荷，达到肿瘤降期，消灭看不见的转移癌细胞，使后续的手术或放疗得以顺利开展，又叫诱导化疗、术前化疗、早期化疗。通过有效的新辅助化疗，将不可切除的胃癌转变为可行R0切除（也就是提高手术完全切除率），从而延长患者的生存期和生存率，提高生活质量，称为"转化治疗"，转化治疗是针对失去肿瘤根治机会的胃癌患者（包括有远处转移或难以切除的局部进展期胃癌）。特别是在中国，早期胃癌比例较低，近80%的胃癌患者都是处于进展期，转化治疗具有重要的临床意义和价值。

- 新辅助化疗的目的

（1）使胃癌瘤体缩小，减少局部肿瘤负荷，减少手术的范围，提高手术完全切除率，为择期手术创造条件。

（2）降低肿瘤分期：使部分无法RO根治的胃癌达到可以手术根治的目的。

（3）相比术后化疗，通过术前完整的营养血管分布，更多化疗药物能被顺利输送到肿瘤组织。

（4）消灭潜在的微小转移灶，也减少了手术操作过程中的播散和转移风险。

（5）新辅助化疗也是体内理想的药物敏感性试验，其有效性可以作为术后辅助治疗的依据。

（6）增加转化治疗机会，提高患者生存期。

（7）术前胃癌患者身体条件对化疗的耐受性相对较好，化疗药物剂量较容易达到要求。

- **新辅助化疗的弊端**

（1）胃癌化疗药物敏感性有一定限制，弥漫型胃癌化疗效果较差，对于不敏感患者来说，不仅不能达到预期效果，反而会错失手术治疗的机会，导致预后不佳。

（2）新辅助化疗药物使用后，身体组织会出现水肿、纤维化，给胃癌手术增加了难度和风险。

（3）新辅助化疗后无法分辨组织化疗后的改变和瘤体本身的变化，可能影响患者的后续治疗。

因此，在临床工作中，要根据患者的具体情况来选择合适的治疗方法。一般新辅助化疗2～3个疗程后，需要评估化疗的有效性。对于新辅助化疗后接受手术的患者，不仅要使患者血常规恢复正常，更要注意手术的时机。①化疗结束3～4周后才能开始手术，否则，容易出现术中出血，因愈合能力差导致术后各种吻合口瘘等。②贝伐珠单抗治疗后，需要停药至少6周才能接受手术。③舒尼替尼或索拉非尼治疗，需要停药1～2周后才能考虑手术。

值得注意的是，新辅助化疗在肿瘤明显退缩下符合手术可切除标准后即可手术，不必追求化疗反应的最大化，持续化疗将会导致耐药和肿瘤进展。一般来说，新辅助化疗不超过6～8周（2～3个疗程）为宜，临床工作中，也有不少患者接受过4～6个疗程新辅助化疗。

28. NIPS治疗和腹膜癌指数

术前新辅助腹腔内与全身联合化疗（NIPS）结合了口服、静脉、腹腔灌注3种化疗方法。此法最早由日本学者率先报道，主要针对存在腹膜转移的晚期胃癌患者的转化治疗。和传统的术前新辅助化疗相比较，NIPS治疗增加了腹腔内化疗，研究发现，NIPS治疗可使手术转化率达到50%以上，特别是对于腹膜癌指数（PCI）≤15分的患者，转化成功率更高，为后续的手术机会创造了条件。尽管如此，并不是所有晚期胃癌患者都适合NIPS治疗，如存在远处淋巴结转移、肠梗阻、肝转移、肾脏或输尿管积水等不宜选择该治疗。

Sugarbaker提出PCI量化指标，将腹部分成了13个区，把每个区内的病灶大小相加计分，完全测定所有侵犯腹膜的癌肿。

首先，用2条纵线和2条横线将腹部分成9区（上横线是两侧肋弓下缘连线，下横线是两侧髂前上棘连线）（图12）。

分区 (0 ~ 12)		计算	
		分区	LSS (0-3)
		0	
		1	
		2	
		3	
		4	
		5	
		6	
		7	
		8	
病灶大小评分 (LSS)		9	
0	无种植病灶	10	
1	肿瘤 ≤ 0.5 cm	11	
2	肿瘤 0.6 cm ~ 5.0 cm	12	
3	肿瘤 > 5.0 cm 或肿瘤融合	总计	

图12 腹部分区

0 ~ 8代表腹膜和对应区域的解剖结构；9代表上段空肠；10代表下段空肠；11代表上段回肠；12代表下段回肠。若原发肿瘤或局部复发病灶能被切除，则无须计算在内；若肿瘤结节融合成片或与周围脏器融合一起，则计为3分。计分需要分离所有粘连，显露出所有脏层与壁层腹膜表面后计算分数。

0分，表示没有发现种植病灶；1分，表示种植病灶不超过0.5 cm；2分，表示种植病灶大于0.5 cm，但不超过5.0 cm；3分，表示种植病灶大于5.0 cm。

计算以区域内最大病灶为准。

29. 胃癌术后为什么需要化疗

在中国，早期胃癌的比例依然很低（不超过30%），大部分患者处于进展期。尽管这些胃癌患者接受了成功的根治性手术，术后仍然需要积极化疗来巩固根治效果。因为根治性手术只是切除了肉眼看到的肿瘤和有可能发生转移的周围淋巴结（第1站到第3站），但是，胃癌存在较多的转移途径和扩散方式：淋巴结转移（占胃癌转移的70%）、血行转移、直接播散，有一些患者存在跳跃式转移，如锁骨上、纵隔、腹股沟淋巴结等，一些肉眼无法分辨的微小癌细胞或组织无法得到完全清除。残留的肿瘤细胞在一定条件下可以增殖、复发、转移，特别是人体免疫力降低时。循证医学证据表明，胃癌手术后加用化疗可以明显降低肿瘤复发率，延长患者生存时间。

尽管如此，对于早期胃癌患者，在接受根治性手术后，原则上，辅助化疗是非必需的。但是需注意以下几种情况。

（1）病理类型提示肿瘤恶性程度较高者（低分化癌、黏液腺癌、印戒细胞癌等）。

（2）胃癌灶面积比较大，超过5 cm^2。

（3）存在胃癌多发灶。

（4）年龄小于40岁。虽然胃癌病灶局限于黏膜或黏膜下层，这些患者仍然有转移和复发风险，手术后应当行辅助化疗。

胃癌姑息性手术后、胃癌根治性手术后复发者需要化疗。对于晚期胃癌患者，接受适量的化疗，可以减缓肿瘤进展的速度，改善患者症状，会有一定的近期效果。

30. 早期胃癌术后需要化疗吗

尽管胃癌以淋巴结转移为主，但依然可以通过血行、周围浸润、种植等方式进行转移。早期胃癌是指肿瘤位于黏膜和黏膜下层，未达到肌层，不论是否存在淋巴结转移和多少转移个数。早期胃癌淋巴结转移率为3%～20%（黏膜内癌、黏膜下癌发生淋巴结转移率分别为3%、20%），研究发现，3个或3个以上的淋巴结转移的早期胃癌患者的5年生存率明显低于有1～2个淋巴结转移的患者，如果患者有7个或7个以上淋巴结转移，胃癌复发率可达到38%。所以，需要结合患者年龄（＜40岁）、肿瘤浸润深度、肿瘤类型（低分化腺癌、印戒细胞癌）、肿瘤大小（≥3 cm）、淋巴和脉管浸润、癌栓形成、神经侵犯、区域淋巴结转移情况来决定早期胃癌术后需要化疗。有报道称，我国早期胃癌出现淋巴管、静脉侵犯的概率为23%、11.2%。经验表明，恶性度较高的胃癌（如低分化腺癌），即使是早期黏膜内癌，未出现任何淋巴结转移，术后都倾向于化疗，防止术后肿瘤的复发和转移。

31. 进展期胃癌化疗敏感性

化疗本身是把"双刃剑"，如果对化疗敏感，化疗有效，对胃癌患者来说获益很多，可以巩固胃癌根治手术的效果；如果对化疗不敏感甚至无效，不仅患者无法获益，更会伤害其机体免疫系统和其他组织，导致肿瘤进展。总体来说，国际上推荐进展期胃癌行术后化疗或新辅助化疗方案。但笔者也遇到一些个案，胃印戒细胞癌患者未经手术而单纯中药治疗，10年后局部胃癌小穿孔后来手术治疗。产AFP胃癌患者拒绝手术，自行选择单纯中药治疗1年，来院接受化疗，化疗3次后AFP显著下降，但肿瘤明显进展，所以，对于恶性度较高的产AFP胃癌在化疗开始就建议选择较强的方案。

有学者提出，胃癌组织中二氢嘧啶脱氢酶（DPD）的表达水平对化疗敏感性会产生影响，DPD活性增高，氟尿嘧啶降解速度会加快，导致胃癌患者对化疗敏感性降低。徐瑞华教授通过实验研究提出，高剂量维生素C可以在动物移植瘤和PDX模型中有效抑制胃癌生长，增强化疗敏感性。近年来，随着肠道菌群研究的深入，发现肠道菌群的分布可能会对化疗产生重要影响。也有研究对化疗患者监测，结果发现外周血中Neuropilin-1低、VEGF-1高者，化疗效果会相对较好。

未来对化疗敏感性的预测和鉴别将是胃癌研究的重要内容，不仅可以节省医疗支出，避免不必要化疗的不良反应，更重要的是让患者能得到及时和有效的化疗。

32. 什么情况下可以进行化疗

人体血液细胞寿命较短，需要不停地补充，所以，血液前体干细胞会不断地快速分裂。化疗药物是不具备任何特异性的，不仅对快速分裂的癌细胞有抑制作用，也会对骨髓血液造血系统产生抑制作用。所以，化疗开始后，骨髓抑制出现，血细胞生成抑制，白细胞开始下降，血小板下降相对较晚也较轻一些，红细胞一般不会受到影响。因此，我们可以通过监测外周血白细胞、血小板的数量来判断化疗后是否引起了骨髓抑制。

- **化疗适应证**

（1）一般状况良好，Karnofsky评分≥70分，Zubrod-ECOG-WHO≤2分。

（2）血常规白细胞计数≥$3.5×10^9$/L，中性粒细胞绝对值大于或等于1.5，血小板≥$80×10^9$/L。

（3）肝肾功能无明显异常。

血常规不满足上述要求，应及时停止化疗，采取相应升白细胞、升血小板治疗后才能继续治疗。

- **化疗禁忌证**

（1）高龄，一般状况差，评分不达标。

（2）心脏病、心功能障碍者，不选用蒽环类抗生素抗癌药。

（3）肺、肝、肾功能衰竭者。

（4）明显的造血功能障碍（贫血、白细胞或血小板减少）。

（5）骨髓转移或多发骨转移。

（6）严重感染患者。

（7）胃肠出血或穿孔。

（8）化疗药物过敏。

- **化疗停药指征**

（1）白细胞<$3.5×10^9$/L，血小板<$80×10^9$/L，停药观察。

（2）心、肝、肾功能损害严重。

（3）感染发热，体温高于38℃。

（4）化疗过程中出现并发症状，如胃肠道出血或穿孔，肺大咯血，严重贫血，严重胃肠道反应，严重过敏反应、皮疹等。

（5）化疗2个周期/疗程后，肿瘤病变恶化，化疗不敏感，需要更改化疗方案。

33. 评估身体承受化疗可能性（功能状态评分）

功能状态（PS）评分是评测胃癌患者在非静态状态下维持功能和正常生活、工作的能力。通常采用Karnofsky（KPS，百分法）评分法和Zubrod-ECOG-WHO（ZPS，5分法）。

- **Karnofsky功能状态评分标准**（表27）

得分越高，患者身体健康状况越好。

表27　Karnofsky功能状态评分

	评分	患　者　状　况
可化疗	100	正常，无症状和体征
	90	能进行正常活动，有轻微症状和体征
	80	勉强可进行正常活动，有一些症状或体征
	70	生活可自理，但不能维持正常生活工作
不建议化疗	60	生活能大部分自理，但偶尔需要别人帮助
	50	常需人照料
	40	生活不能自理，需要特别照顾和帮助
	30	生活严重不能自理
	20	病重，需要住院和积极的支持治疗
	10	重危，临近死亡
	0	死亡

- **Zubrod-ECOG-WHO（ZPS，5分法）**（表28）

得分越低，患者身体健康状况越好。

表28 Zubrod-ECOG-WHO

	评分	患 者 状 况
可化疗	0	正常活动
	1	症状轻，生活自在，能从事轻体力活动
	2	能耐受肿瘤的症状，生活自理，但白天卧床时间不超过50%
不建议化疗	3	瘤症状严重，白天卧床时间超过50%，但还能起床站立，部分生活自理
	4	病重卧床不起
	5	死亡

34. 胃癌术后一般需要化疗几次

化疗是胃癌常用的治疗技术，是指应用化学药物治疗胃癌，旨在一定程度上辅助患者解决手术后残留微小病灶（目的是对胃癌根治性手术效果的进一步巩固），以及对患者体内的转移病灶进行清除。

化疗在胃癌手术后8周内开展，一般术后4周左右开始化疗，化疗周期长短以化疗药物毒副作用基本消失、身体功能基本恢复为最佳周期，一次化疗的循环周期是21天（3周方案：2周化疗+1周休息），第1周是化疗反应期，第2周是化疗适应期，第3周是化疗康复期。也有临床医生采取6周方案（4周化疗+2周休息）。一般做6～8次化疗，病情重者化疗次数可多一些，但次数越多，对机体损伤也会大一些，考虑到患者个人的身体条件不同，可能有些患者对化疗的反应比较强烈，那么，这些患者化疗的时间间隔上要久一些。

化疗药物比较容易产生耐药性，胃癌最佳化疗次数并不是越多越好，一般不建议同一个化疗方案超过6个月，化疗时间过长并不能提高患者的生存率。化疗药物还时常会引起呕吐、脱发、厌食、白细胞降低、免疫力下降等，因此，化疗次数多了反而会影响胃癌治疗的顺利进行以及患者的生活质量，甚至会加快病情的恶化，严重者可有生命危险。

有意思的是，发表在著名的《新英格兰医学杂志》的文章显示，12个国家1万多名结肠癌Ⅲ期患者应用经典的FOLFOX（氟尿嘧啶、亚叶酸钙、奥沙利铂）和CAPOX（又叫XELOX方案：卡培他滨和奥沙利铂）方案，化疗时间从原来的6个月减少至3个月，患者的生存时间并没有明显改变。

35. 胃癌的术后化疗方案主要有哪些

胃癌术后常用的一线化疗方案有：SOX、XELOX、FLOT、FOLFOX。如果瘤体较大、患者身体状况好、可接受三药化疗，可以选择FLOT方案；如果患者不能口服，可选用FOLFOX方案。如果身体无法接受三药联合化疗，可选择SOX或XELOX方案（两者用于辅助化疗中，患者的DFS、OS无显著性差异）。另外，肠型胃癌可从含奥沙利铂的辅助化疗治疗中获益，但是，弥漫型胃癌（多见于女性的低分化腺癌或印戒细胞癌）无法从含奥沙利铂的辅助化疗中获益。天津肿瘤医院梁寒教授提出了Ⅳ期胃癌治疗经验，认为：①以紫杉醇为基础的三药联合化疗可以得到60%的Ⅳ期胃癌R0手术转化率；②PD-1+阿帕替尼+双药化疗可能成为Ⅳ期胃癌转化治疗的新模式；③HIPEC+紫杉醇（腹腔内注射）+替吉奥（口服）可以提高胃癌腹膜转移患者的手术转化率；④紫杉醇（腹腔内注射）+紫杉醇（静脉注射）+替吉奥（口服）可以提高胃癌腹膜转移患者的远期生存（Yoshida 3型）。

36. 产AFP胃癌的化疗方案选择

由于产AFP的胃癌组织中过量表达p-糖蛋白，因此产AFP的胃癌对化疗药物的治疗效果不甚理想，尽管有部分产AFP胃癌患者对SOX化疗方案有效果，但是氟尿嘧啶药物对产AFP的胃癌效果不好甚至完全无效，因此，新辅助化疗不建议用常规的一线方案SOX或XELOX，建议术前可使用FLEP化疗方案可能可以使肿瘤降期，"5-FU+紫杉醇"联合应用或"吉西他滨+西司他丁"联合应用被报道有一定作用，但是，铂类依旧是主要用于产AFP胃癌的化疗，雷帕霉素作为mTORC1的抑制剂，能加强顺铂（cisplatin）的细胞毒性。因此，它可作为有效的补充性药物应用于AFP胃癌的治疗当中。

37. 奥沙利铂的剂量和毒副作用有什么

奥沙利铂（oxaliplatin）使用剂量（依方案和化疗周期不同，剂量略有差异）：每次$85 \sim 150$ mg/m^2，通常使用的剂量是每次130 mg/m^2。

奥沙利铂有神经毒性反应，可能引起神经损害。主要表现是以末梢神经炎为特征的周围性感觉神经病变［肢体末端感觉障碍和（或）感觉异常，伴或不伴有痛性痉挛］。有时可伴有口腔周围、上呼吸道和上消化道的痉挛及感觉障碍，自行恢复而无后遗症，但会因感冒激发或加重。通常此症状遇冷会激发。发生率达85%～95%，故化疗期间不应该接触冷刺激，特别是用药3～4天时，避免碰触冷的物体（金属物品等），也不能喝冷饮。尽量用温水洗手、洗脚、喝温水等，防止冷刺激对末梢神经的刺激，引起手足麻木、脱屑、手套征、袜子征，甚至手足知觉丧失。在治疗休息（间歇）期间，症状通常会减轻，但随着治疗周期的增加，症状会逐渐加重。在累积剂量超过800 mg/m²（6个周期）时，有可能会导致永久性感觉异常和功能障碍。当感觉异常在两个疗程中间持续存在，疼痛性感觉异常和（或）功能障碍开始出现时，本品给药量应减少25%或100 mg/m²，如果在调整剂量之后症状仍持续存在或加重，应停止治疗。在症状完全或部分消失之后，仍有可能全量或减量使用。若患者症状出现逐步加重，且持续时间较长，应在下一次化疗时报告医生，医生会通过患者的具体情况，决定减量或暂停使用奥沙利铂药物。

奥沙利铂所致的神经毒性防治如下：作为新的一类铂类化疗药物（1，2-二氨环己烷基团取代顺铂的氨基），奥沙利铂是胃肠道肿瘤的常用化疗药物。奥沙利铂所致的神经毒性也是胃癌化疗时患者常见的主诉和不良反应，大约90%的患者在化疗过程中会出现不同程度的神经毒性，可以影响患者的生活质量，严重者可以造成药物减量甚至停药可能。另一常见药物紫杉醇也常伴随有神经毒性不良反应。

神经毒性通常分为急性神经毒性和慢性神经毒性，具有可逆性。急性神经毒性发生率为82%～98%，通常表现为迅速出现的末梢神经感觉异常或障碍，包括手足麻木，多数是接触冷感物体后诱发加重，一般应用奥沙利铂数小时后发生，但是治疗结束后数小时或数天会完全恢复；慢性神经毒性发生率和它的累积剂量相关，使用奥沙利铂数周后发生蓄积性迟发型神经感觉异常或障碍，可以引起数月或1年的手足麻木、感觉障碍，影响日常生活，包括书写、更衣、握物等。

如何治疗神经毒性呢？目前根据《ASCO癌症成人幸存者化疗诱发的外周神经病变预防与管理指南》，如果化疗所致痛性周围神经毒性，可应用度洛西汀治疗外周神经病变疼痛（此药也用于糖尿病周围神经痛）。抗癫痫类药物（卡马西平、加巴喷丁、阿米福丁和丙戊酸）通过阻断 Na^+ 通道改善奥沙利铂所致的急性神经毒性。还有应用神经细胞保护剂（阿米斯丁）、还原性谷胱甘肽、神经节苷脂、神经生长因子、COX-2抑制剂（塞来昔布）、维生素B_6等药物来改善神经毒性。

据报道，单唾液酸四己糖神经节苷脂可以用于OIPN治疗，可以保护中枢神经系统毒性损伤，修复外周神经，如治疗糖尿病周围神经病变、视神经损伤等。

38. 卡培他滨的剂量和毒副作用有什么

卡培他滨（capecitabine）商品名希罗达，最常见的不良反应为可逆性胃肠道反应，如腹泻、恶心、呕吐、腹痛、胃炎等。此外是皮肤不良反应，约50%的患者在服药期间出现皮肤症状（手足综合征），表现为麻木、感觉异常、感觉迟钝、无痛感或疼痛感、麻刺感、皮肤肿胀、红斑、脱屑、水疱、严重疼痛、皮炎和脱发等。轻度不适患者可不予处理，但若患者皮肤症状严重，应在下一次化疗时报告医生，医生会根据患者的具体情况，决定减量或暂停使用卡培他滨药物。

39. 替吉奥胶囊服用说明

按患者术后体表面积（m^2）给予替吉奥首次剂量。可根据患者情况增减给药量。服药方法：餐后半小时用水吞服。

常用两种方案：在SOX方案中，替吉奥连续口服14天，休息7天，再开始新的一个周期化疗。另一种方案是替吉奥单药口服，可连续服用28天，休息14天，再开始新的一个周期化疗。

40. 紫杉醇、白蛋白紫杉醇药物

紫杉醇（paclitaxel）作为胃癌化疗常用的二线方案药物，是红豆杉的树皮中提取的细胞毒类抗肿瘤药物，抗微管蛋白、抑制肿瘤细胞有丝分裂。常用紫杉醇包括白蛋白紫杉醇、脂质体紫杉醇、多西紫杉醇等。

由于紫杉醇本身水溶性较差，注射液需要加入表面活性剂聚氧乙基代蓖麻油和乙醇来溶解，聚氧乙基代蓖麻油体内降解时会释放组胺，引起机体过敏，过敏率可达39%，严重过敏发生率约为2%，特别是有其他药物或食物过敏体质者，更容易发生紫杉醇过敏。

● **使用紫杉醇后的症状分级**

（1）1～2级：发冷、发热、面色潮红、荨麻疹、寒战、胸闷、心悸、呼吸减慢、呼吸窘迫、轻度低血压。

（2）3～4级：明显低血压（需要药物治疗）、心率减慢、大小便失禁、支气管痉挛、神志不清、血管神经性水肿（口唇、四肢末梢发绀）、呼吸心搏骤停。

（3）紫杉醇使用专门带微孔膜的输液器和输液瓶，不能接触聚氯乙烯塑料，因为聚氧乙基代蓖麻油可溶解PVC输液管中的DEHP，引起毒性。

（4）首次使用，需要低剂量尝试，如30 mg/100 mL，前30分钟滴速（0.5 mL/min）。一般输一次紫杉醇需要3小时以上。

（5）工作日白天使用紫杉醇，便于抢救准备（推荐中心静脉置管输注紫杉醇）。

- **纳米白蛋白紫杉醇**

白蛋白结合型紫杉醇是以纳米白蛋白作为载体和"溶剂"，其大小是人体红细胞的1/100，外层白蛋白包裹，内核是紫杉醇，这个纳米微粒可通过SPARC蛋白吸附于肿瘤细胞上，并进入肿瘤细胞内释放药物，可明显提高肿瘤局部紫杉醇药物浓度和疗效、降低毒性。尽管白蛋白紫杉醇和紫杉醇药物作用机制相同，都是保持微管蛋白的稳定、抑制细胞有丝分裂，不过，也有学者认为药物疗效相似，没有明显差异，但过敏反应发生率明显降低。需要注意的是，白蛋白紫杉醇可能需要全自费，而普通紫杉醇在医保范围内，并且，白蛋白紫杉醇和其他配方紫杉醇制剂（如普通、脂质体紫杉醇）不同，不能替换或混用。

41. 化疗后为什么容易出现恶心、呕吐、骨髓抑制、脱发

肿瘤细胞分裂迅速，细胞增殖较快，所以，绝大多数的化疗药物是针对抗细胞代谢、抗细胞增殖的，起到杀灭或抑制肿瘤细

胞生长繁殖的作用。随着各种新的化疗药物的出现，化疗的不良反应也在逐步减小，尽管如此，化疗药物的作用机制决定了它对机体仍然会产生一定的不良反应。

化疗药物毒副作用除了常见的局部反应（静脉炎和局部组织坏死），还包括以下几点。

（1）胃肠道反应：这是最常见的不良反应，主要表现为恶心、呕吐、口干、食欲不振，偶有口腔黏膜炎或溃疡。腹泻、便秘、麻痹性肠梗阻、胃肠出血甚至腹痛。

（2）骨髓抑制：这是多数化疗药物的毒副作用，只是不同药物、不同个体表现程度不同，这也是化疗药物的剂量限制性毒性，不同药物对骨髓抑制作用强弱、时间长短、抑制快慢都有所不同，外周血检测可出现三系细胞减少（"红系"红细胞、"白系"白细胞、血小板）或者单系细胞减少，患者可表现疲劳乏力、易感染、发热、出血等，严重者有生命危险，需要高度重视。

（3）脱发：由于化疗药物对毛囊有损伤作用，脱发也是常见化疗毒副作用之一，特别是头皮毛发新陈代谢旺盛，容易受到影响，其他部位的毛发也可能会受到影响，脱发程度和药物的剂量、浓度有一定关系。有意思的是，2018年有一项创新科技叫"头皮冷却减少化疗脱发"，头皮冷却技术是指可接受范围内在化疗前、中、后把头皮的温度极度降低，从而减少化疗带来的脱发毒副作用，这个技术应用于乳腺癌早期患者中比较有效，2017年5月美国食品药品监督管理局批准了这项技术。但是，对于胃癌化疗引起的脱发，此技术尚未报道批准使用。

除了上述常见不良反应，还可出现机体免疫抑制、肝肾毒性、心肺毒性、神经毒性、听力减退、闭经、性功能障碍、骨质疏松等。

42. 化疗后的腹泻处理

每天约有9 L液体进入小肠，小肠黏膜面积很大，绝大部分液体都在小肠被吸收。肠黏膜细胞分裂增殖很快，肠黏膜有很多绒毛和微绒毛，正常生理状态下，每分钟有2 000万～5 000万个小肠上皮细胞更新脱落，因此，小肠上皮细胞也很容易因化疗作用，受到直接抑制和破坏，加上情绪和继发感染等因素的联合影响。据统计，约有3/4的化疗患者会出现不同程度的腹泻（次数、粪便量增多，变稀水样）。一般化疗后1周左右开始出现腹泻。

早期、轻度腹泻可在24小时内消失，迟发性的腹泻一般不会自行消失，需要采取必要治疗措施。

（1）注意饮食调整，避免生冷食物，避免硬的、含过多纤维素食物。

（2）补充果汁、液体。

（3）调节肠道菌群，口服活菌制剂，如地衣芽孢杆菌活菌颗粒（整肠生）、复方嗜酸乳杆菌片（益君康）等。

（4）摄入酸奶。

（5）必要时服用止泻药物：小檗碱、蒙脱石散，在主管医生指导下服用复方地芬诺酯、盐酸洛哌丁胺胶囊等，腹泻一旦停止，马上停药。

（6）如果是白细胞减少引起的腹泻控制不住，不建议使用盐酸洛哌丁胺胶囊，而是建议使用胃肠黏膜保护剂，甚至加用生长抑素。

43. 化疗后血小板减少的处理

正常人外周血的血小板在（$100 \sim 300$）$\times 10^9$/L，血小板减少分级如下。

（1）1级：（$75 \sim 100$）$\times 10^9$/L。

（2）2级：（$50 \sim 75$）$\times 10^9$/L。

（3）3级：（$25 \sim 50$）$\times 10^9$/L，有皮肤黏膜出血可能，侵袭性检查或手术有风险。

（4）4级：$< 25 \times 10^9$/L，自发性出血风险很高。

（5）5级：死亡。

如果在化疗期间，血小板减少伴随出现白细胞减少，由化疗药物引起的可能性较大，因为骨髓抑制往往同时影响巨细胞系和白细胞系，化疗药物引起血小板产生不足同时又过度破坏血小板。如果单纯出现血小板减少，需要考虑到其他疾病引起的血小板减少可能。

化疗后出现血小板减少不一定是化疗药物引起的，往往需要考虑以下两个因素。

（1）化疗使用的方案。化疗引起的血小板减少多发生于含铂类制剂、吉西他滨、紫杉类、蒽环类药物的使用，对骨髓影响较为明显。

（2）血小板减少发生的时间。血小板正常寿命是 $8 \sim 10$ 天，化疗后一般在7天后（也可在 $3 \sim 4$ 天开始），由于药物作用，患者的血小板开始出现下降，化疗后14天将会出现最低点，之后逐步回升，一般在 $28 \sim 35$ 天恢复到正常水平。血小板降低的幅度、速度与化疗药物的种类、剂量、是否联合用药、个体差异、化疗次数密切有关。但是，很多化疗方案在等到28天前，已开始下一个周期的化疗。

44. 化疗引起的口腔不良反应护理

化疗引起的口腔不良反应护理如下。

（1）应用温水。

（2）早、中、晚刷牙（也可以早晚两次），勤漱口，预防口腔溃疡。

（3）化疗期间多喝水，以减轻药物对黏膜的毒性。

（4）保持口腔清洁卫生，可给予1%雷夫诺尔或4%苏打水漱口。

（5）口服化疗药物时，用纱布抹去胶囊外的药物粉末，服用后多饮水。

（6）口腔炎发生后，可用2%雷夫诺尔和1%双氧水交替漱口，同时予西瓜霜局部治疗。

（7）不要使用牙刷，改用棉签轻轻擦洗口腔和牙齿。

45. 化疗引起皮肤不良反应的护理

大约一半的胃癌患者在化疗过程中会出现不同程度的皮肤毒副反应，根据WHO化疗药物毒性反应分度标准，不良反应可分为0、Ⅰ、Ⅱ、Ⅲ、Ⅳ度。

（1）轻者（Ⅰ度、Ⅱ度）出现皮肤干燥、色素沉着、全身瘙痒，局部可予以热水洗净涂肤轻松软膏、尿素霜、绵羊油。

（2）重者（Ⅱ度、Ⅲ度）会形成斑丘疹，出现渗出液、小水疱，可涂龙胆紫防止皮肤破溃感染，对发生剥脱性皮炎者（Ⅳ度），应采取保护性隔离，局部皮肤涂抹氧化锌软膏，可红外线照射每天2次。

严重者需要考虑减药或者停药。

如果皮肤发黑，往往会出现在面部和手足，当停药后可自行缓解。

46. 化疗敏感性以及如何提高敏感性

恶性肿瘤发病机制多样、患者个体基因组的差异、肿瘤的异质性都会对化疗敏感性产生重要影响，并且，有些肿瘤对化疗药物存在耐药性或选择性不高的情况。例如，具有相同临床病理特征的低分化腺癌，不同个体对同一个化疗方案SOX或XELOX反应性可能会不同。新辅助化疗时一般在给化疗药物至少2个疗程/周期后方可显示出来，可以通过影像学来评估疗效。另外，在化疗任何阶段都可能会发生耐药现象，所以，临床医生在胃癌患者的任何阶段都要关注耐药发生可能，需要给出最为合适的化疗方案。现有一些对临床用药敏感性检测的方法如下。

（1）体外肿瘤细胞化疗药敏试验：原代肿瘤细胞分离培养，进行体外药物耐药性预测，缺点是原代细胞培养存在一定难度。并且，可行极端耐药试验来检测不敏感药物，减少不必要的毒性反应，避免耽误化疗时间。

（2）药物基因组学和蛋白组学：以芯片技术为基础的高通量表达分析是开展组学检测的根本，可用于化疗敏感性的多基因分析，如多基因预测子、基因标签、多基因生物标志，基因测序检测是否存在甲基化、重要癌相关基因的突变等，蛋白分析包括蛋白质标记、蛋白质成分、表达水平、蛋白质修饰状态等。事实上，蛋白质技术远比基因技术复杂，基因组学和蛋白组学都需要生物信息学的研究和分析。

（3）人源肿瘤异种移植模型是裸鼠移植瘤模型，通常是将手术中切除的新鲜肿瘤组织种植于重症免疫缺陷的裸鼠皮下、肾包膜下或原位（NSG小鼠），使肿瘤组织在小鼠体内类似于人体内生长，然后给予各种化疗药物来模拟人体化疗过程。其优点是可保留人体肿瘤的生物学特性和一致的化疗敏感性。缺点是费用高，小鼠饲养条件高，检测周期长（2～6个月）。

47. 放射治疗

尽管不常用，放射治疗（放疗）仍然是治疗胃癌的重要手段，起到辅助和姑息性作用，一般用于局部晚期胃癌（T3～T4、淋巴结阳性N+），需要联合化疗来提高疗效。术前放疗主要针对不可切除的局部晚期或进展期胃癌，特别是对于食管胃结合部癌（EGJ）可以考虑进行围手术期的放疗＋化疗，让肿瘤降期，使得原来不能进行手术治疗或不能根治性治疗的患者转变成可切除或可根治（又称转化治疗），患者可从中得到获益。而研究表明，如果pⅢ期患者术后可以耐受放疗，术后辅助放疗＋化疗可以延长患者的DFS和OS，可以显著获得远期生存。对于胃癌骨转移引起的疼痛，也可以考虑局部放疗来减轻疼痛。但是，对于处于恶病质、胃癌广泛转移、大量腹水患者来说，放疗是禁忌的。

胃癌放疗的一个疗程通常是连续5天，放疗靶区一般外扩2～5 cm，剂量给予40 Gy照射后，胃癌的癌巢可受破坏、变形甚至消失，有效率可达70%；剂量在40～45 Gy照射后，胃癌病灶可被清除而上腹部其他器官保持在安全范围之内。

需要注意的是：①肿瘤大于10 cm者，放疗效果欠佳；②Ⅳ型胃癌累及周围脏器者，不适合做术前放疗；③低分化腺癌、未分化腺癌的放疗效果欠佳；④放疗时需要保护肾脏，因为肾脏容易受到放疗照射剂量损伤（为避免肾脏损伤，要求放射剂量在20 Gy以下）；⑤接受术前放疗患者，手术时间需要很好把握，吻合口瘘风险会有所增高；⑥急性放疗反应发生可能，包括恶心、乏力、体重减轻、骨髓抑制等。

在欧美国家，胃癌多数都处于局部晚期，欧美患者体型较大，D2根治术实施较为困难，所以，常规使用放射治疗来提高手术效果（欧美手术多为D1或D1+），食管胃结合部癌、胃体癌、胃窦癌都纳入放疗范畴，术前、术后放疗都常规开展。

48. 胃癌的生物靶向药物治疗

目前已经有很多一线、二线化疗方案用于进展期胃癌的治疗，但是，当二线治疗失败后，生物靶向药物治疗成为晚期胃癌患者的希望，在一定程度上提高了部分胃癌患者的生存时间，从化疗的不良反应看，由于靶向药物对作用靶点较为特异，所以，不良反应相对较低。胃肠道肿瘤的靶向药物作用途径主要是：①针对表皮生长因子受体（EGFR）为靶点；②针对血管内皮生长因子（VEGF）为靶点；③针对其他分子为靶点，如多靶点抑制剂、RAS信号通路靶点、免疫检查点抑制剂等，EGFR和

VEGF是当前主要的靶向药物靶点。目前用于胃癌的主要靶向药物为曲妥珠单抗、雷莫芦单抗、阿帕替尼、免疫检查点抑制剂（PD-1/PD-L1）帕博利珠单抗和纳武单抗。

（1）拉帕替尼：是小分子表皮生长因子（EGF）酪氨酸激酶抑制剂之一，可同时抑制ErbB-1、ErbB-2，从而阻断EGFR通道的信号传导。拉帕替尼对胃癌的治疗效果有不同的观点，Clavarezza荟萃分析表明，相比单用曲妥珠单抗和化疗药物，拉帕替尼+曲妥珠单抗+化疗药物更能增加胃癌患者的病理完全缓解率（pCR）。不同的是，另外一项Ⅲ期临床试验对比了卡培他滨+奥沙利铂化疗药物联用/不联用拉帕替尼治疗HER-2阳性的晚期或转移性胃食管腺癌，结果发现癌症患者的有效率（RR）（53%：39%），和无进展生存时间（PFS）有所改善，但患者的总生存期（OS）并不能得到明显变化。

（2）雷莫芦单抗：人血管内皮生长因子受体2（VEGFR2）拮抗剂，它是完全人源化单克隆。Ⅲ期临床研究1 072例转移性结直肠癌患者（既往接受贝伐珠单抗、奥沙利铂和5-氟尿嘧啶药物治疗后发生进展的）发现，相比于FOLFIRI化疗药物，雷莫芦单抗+FOLFIRI的总生存期显著优于前者（13.3个月：11.7个月）。

（3）贝伐珠单抗：是一种能与VEGF结合的人源化单克隆抗体。Ⅲ期AVAGAST临床试验研究表明，相比卡培他滨+顺铂药物化疗，靶向药物贝伐珠单抗（7.5 mg/kg）+联合卡培他滨+顺铂作为一线治疗晚期胃癌患者的PFS和RR有显著优势，但OS无统计学差异。另外，另一项对晚期胃癌或胃食管交界癌（EGJ）研究表明，加用贝伐珠单抗并不能给患者OS和PFS带来好处。因此，贝伐珠单抗药物尽管对结直肠癌有明显的抗癌作用，但对胃癌的治疗效果尚待进一步论证。需要注意的是，贝伐单抗可能会影响伤口的愈合。

（4）曲妥珠单抗：以HER-2为靶点的治疗。这是人源化单克隆抗体，选择性作用于HER-2的胞外结合部，可通过抗体介导的细胞毒作用、干扰细胞内的信号传导而起到抗肿瘤细胞增殖效果。多国参与的Ⅲ期ToGA临床试验表明，HER-2阳性的晚期胃癌与食管胃交界癌患者接受单用化疗药物和化疗药+曲妥珠单抗的治疗，结果发现曲妥珠单抗+化疗药物组可显著提高患者的中位OS（13.8个月：11.1个月）。另一项多中心参与的Ⅱ期B-DOCT临床试验表明，曲妥珠单抗、贝伐珠单抗+化疗药物（多西他赛、奥沙利铂和卡培他滨）治疗HER-2阳性的晚期胃癌患者，结果发现PFS和OS分别达到了10.8个月、17.9个月，其客观反应率也高达74%，值得注意并有点遗憾的是，胃癌的HER-2阳性率并不高，国内报道在10%～30%。

近年来有越来越多的靶向药物被开发，需要注意的是：①尽管靶向药物具有突出疗效、毒性反应轻、耐受性好的优点，但是不能取代传统的化学药物治疗，并且，单用靶向药物疗效多数欠佳；②肿瘤细胞上的靶分子在治疗前、治疗后、突变往往决定了疗效和预后，单靶点药物有较好的针对性但作用有限，多靶点药物［如瑞格菲尼的作用靶点包括VEGFR2-3、促血管生成素受体、酪氨酸激酶受体、BRAF、血小板源生长因子受体（PDGFR）和成纤维细胞生长因子受体（FGFR）等］作用针对性欠佳、不良反应相对多，事实上，胃癌需要多种药物联合使用才可提高疗效；③靶向药物使用前，需要进行基因检测，尽管检测的基因表达丰度并不能代表后续的药物治疗效果，但是能指导临床用药，如*KRAS*基因的突变情况对靶向药物的疗效有着重要的影响；④这些药物会出现耐药，包括药物使用后的获得性突变产生。

49. 食管胃结合部腺癌的生物靶向药物治疗

食管胃结合部腺癌（AEG）作为一类特殊类型的恶性肿瘤占食管胃结合部肿瘤90%以上，其发病率有增加趋势，死亡率也相对较高，其发生率在过去的40年中增加了10%左右，因此，近年来AEG备受关注。食管胃结合部肿瘤最常用的分类系统是由德国慕尼黑工业大学外科医生Jörg Rüdiger Siewert根据肿瘤的中心位置创建的。Siewert I 型肿瘤的中心位于食管胃结合部上方1～5cm。Siewert II 型肿瘤中心位于食管胃结合部下方1～2cm。Siewert III 型肿瘤的中心位于胃贲门部，在食管胃结合部下方2～5cm处，并且近侧侵犯至食管胃结合部。

食管胃结合部腺癌时常发生不可手术切除或出现转移，即使早期经过治愈性切除手术，50%～60%患者5年后也会发生复发进展。许多一线双联和三联化疗药物都可以用于治疗食管胃结合部肿瘤，而氟尿嘧啶（5-FU）和铂类双联细胞毒性化疗方案已成为大多数治疗中心的选择。基于紫杉类或伊立替康二线和三线姑息细胞毒性治疗也被常规使用。

近年来，生物靶向药物快速进展，并相继用于食管胃结合部腺癌的治疗中。新进展包括曲妥珠单抗作为一线治疗方案用于HER-2扩增的食管胃结合部腺癌，雷莫芦单抗作为二线治疗方案用于非选择性患者。在ToGA临床试验中，曲妥珠单抗加入5-FU和铂类的一线化疗方案中，可以延长HER-2阳性进展期食管胃结合部腺癌OS 2.7个月。在REGARD试验中，雷莫芦单抗单药作为二线治疗方案用于AEG时提高了患者OS 1.4个月，在RAINBOW双盲随机对照Ⅲ期临床试验中，雷莫芦单抗与紫杉醇联合使用后提高了AEG患者OS 2.2个月。不幸的是，其他靶向药物的临床研究结果都不尽如人意，如拉帕替尼加入化疗后作为一线治疗和二线治疗方案都未能延长HER-2阳性患者的生存时间，帕妥珠单抗联合曲妥珠单抗的HER-2双靶治疗，加上化疗也不能显著延长HER-2阳性AEG患者的生存时间，同样，在卡培他滨和顺铂化疗方案中加入西妥昔单抗，并未对晚期AEG的一线治疗产生额外的益处。另外，在一线治疗中将利妥木单抗或阿那妥单抗（干扰MET/HGF信号传导的单克隆抗体）加入化疗中也未能改善MET阳性AEG患者的预后。

近年来，免疫检查点阻断已经成为几种恶性肿瘤的治疗策略，抑制PD-1、PD-L1和CTLA-4的单克隆抗体已显示出对多种肿瘤类型的显著反应和临床获益。值得关注的是，2017年9月，美国FDA加速批准了派姆单克隆抗体治疗复发性局部晚期或转移性胃癌或食管胃交界部腺癌患者，这是一种人源化的单克隆抗体，靶向结合并阻断位于淋巴细胞上的程序性细胞死亡蛋白1（PD-1），抑制PD-1与其内源性配体PD-L1的结合，通过阻断PD-1信号通路来抑制肿瘤生长，增强T细胞对肿瘤细胞的杀伤作用，使得肿瘤生长得到有效抑制。

近年来，胃肠道肿瘤的靶向药物治疗逐渐成为一个研究热点，越来越多的靶点被发现，相应的分子靶向药物被开发，但仍有很多问题需要进一步关注，如靶向药物耐药、新辅助用药、PD-1单抗治疗期间的超进展性疾病（HPD），如何提高靶向药物的反应率，如何利用基因检测状态指导临床治疗，等等。

50. 靶向药物不需要计算体表面积

诚如我们所知，药物治疗需要知道剂量，在没有达到血液药物浓度时，药物不能发挥有效作用，所以，传统化疗需要根据体表面积或体重计算来给予合理的药物剂量。曾经有人为了减少化疗的不良反应使用过少的化疗药物，致使术前治疗时肿瘤缩小不明显，而通过计算合理的体表面积，增加到合理的化疗药物剂量后，肿瘤出现明显缩小。

那么，为什么靶向药物（有些例外）不需要计算患者的体重、体表面积呢？这和药物的作用机制不同有关系。传统的化疗药物是通过对恶性肿瘤细胞的快速增殖起阻止作用，包括阻断肿瘤细胞核内DNA复制、RNA转录、蛋白质合成、细胞分裂、拓扑异构酶等作用过程。而靶向药物主要针对肿瘤细胞信号传导通路的阻断。例如，分子靶向药物作用于肿瘤细胞表面的抗原、生长因子受体、细胞内信号传导通路中的重要蛋白质（包括酶、激酶）。靶向药物和靶点之间的作用存在"饱和性"，也就是分子靶向药物和靶点结合后，即使增加药物的剂量，也没有对应的靶点可以结合，不能增加疗效，反而会带来更多的机体不良反应，因此，存在最佳生物效应剂量。

一般来说，小分子激酶抑制剂不需要计算体表面积，有特定的剂量参考，不需要考虑患者的体重、高矮、胖瘦等因素，而单克隆抗体类药物仍然需要根据患者的体重或体表面积计算药物剂量。原因如下。

（1）小分子激酶抑制剂药物相对较为安全，不良反应较轻，多数为皮疹、腹泻等，远低于最大耐受剂量就可以达到靶点的饱和状态，只需要一个合适的剂量就可满足治疗疗效要求。

（2）单克隆抗体药物不良反应相对较多且较重，例如，常用的曲妥珠单抗（靶点：HER-2）有心脏毒性不良反应；贝伐单抗（靶点：VEGF）会出现高血压、蛋白尿、出血、腹痛、腹泻等不良反应；西妥昔单抗（靶点：EGFR）会产生严重的皮疹可能。

51. 胃癌术后是否需要抗幽门螺杆菌治疗

幽门螺杆菌感染是指幽门螺杆菌侵入人体上消化系统（主要指胃、十二指肠）引发的一类感染性病理性反应，是慢性胃炎、消化性溃疡、胃癌等疾病的主要致病因素。一般通过^{13}C或^{14}C尿素呼气试验检测胃内幽门螺杆菌，值得注意的是，病理活检胃组织提示幽门螺杆菌阴性（假阴性可能）和抽血检测幽门螺杆菌抗体阳性（假阳性可能）都不能作为当下胃内是否感染幽门螺杆菌的依据。如果胃癌术前确诊幽门螺杆菌感染，胃癌手术后需要进行标准的抗幽门螺杆菌治疗，但是，如果行全胃切除手术，术后不用抗幽门螺杆菌治疗。

52. 胃间质瘤危险等级划分

胃间质瘤（GIST）危险度的评估应该包括：肿瘤大小、核分裂象、原发肿瘤的部位及肿瘤是否发生破裂。

原发GIST术后危险度分级（表29）：参考2008年Joensuu等发表的改良版NIH危险度分级系统，将原发肿瘤部位和肿瘤破裂也作为预后的基本评估指标。基于临床观察，发现胃GIST侵袭性小于肠GIST。

表 29　原发 GIST 术后危险度分级

危险度分级[*]	肿瘤大小（cm）	核分裂象数（/50HPF）	肿瘤原发部位
极低	< 2	≤ 5	任何部位
低	2.1 ～ 5.0	≤ 5	任何部位
中等	≤ 2	> 5	非胃原发
	2.1 ～ 5.0	> 5	胃
	5.1 ～ 10.0	≤ 5	胃
高	任何	任何	肿瘤破裂
	> 10	任何	任何部位
	任何	> 10	任何部位
	> 5	> 5	任何部位
	2.1 ～ 5.0	> 5	非胃原发
	5.1 ～ 10.0	≤ 5	非胃原发

注：*改良版 NIH 标准。

53. 胃肠间质瘤 AFIP 危险度评估

Miettinen 等提出了另外一个危险度分级标准：美国军事病理学研究所标准（AFIP），这个标准引入了不同肿瘤部位对 GIST 患者复发转移风险的影响，用百分比（%）形式标注出不同肿瘤部位、不同肿瘤大小和不同核分裂象计数的 GIST 复发可能性预测，2013 年版 NCCN 指南首次引用 AFIP 危险度评估分类（表 30）。

尽管有不同的 GIST 危险度评估，其实，肿瘤本身内在的驱动因素也需要考虑，如肿瘤基因分型 *c-kit/PDGFRA* 基因不同外显子的突变情况，ki67 指数高低，这些因素都会影响 GIST 肿瘤的复发和转移。

治疗篇

表 30　胃肠间质瘤 AFIP危险度评估

核分裂象数（/50HPF）	肿瘤大小（cm）	胃GIST	空肠回肠GIST	十二指肠GIST	直肠GIST
≤ 5/50	≤ 2	0	0	0	0
	2.1 ～ 5.0	1.9%	4.3%	8.3%	8.5%
	5.1 ～ 10	3.6%	24%	34%	57%
	> 10	12%	52%		
> 5/50	≤ 2	0	50%	N/A	54%
	2.1 ～ 5.0	16%	73%	50%	52%
	5.1 ～ 10	55%	85%	86%	71%
	> 10	86%	90%		

54. 胃间质瘤术前治疗

根据《中国胃肠间质瘤诊断治疗专家共识》，胃间质瘤术前治疗事先需要活检明确病理诊断，基因突变检测，药物敏感筛选。

（1）术前治疗的主要意义

1）减小肿瘤体积，降低临床分期。

2）缩小手术范围，避免不必要的联合脏器切除，降低手术风险，同时增加根治性切除机会。

3）对于特殊部位的肿瘤，可以保护重要脏器的结构和功能。

4）对于瘤体巨大，术中破裂出血风险较大的患者，可以减少医源性播散的可能性。

（2）术前治疗的主要适应证

1）术前估计难以达到R0切除。

2）肿瘤体积巨大（大于10 cm），术中易出血、破裂，可能造成医源性播散。

3）特殊部位的肿瘤（如食管胃结合部、十二指肠、低位直肠等），手术易损害重要脏器的功能。

4）肿瘤虽可以切除，但估计手术风险较大，术后复发率、死亡率较高。

5）估计需要进行多脏器联合切除手术。

（3）术前治疗时间、治疗剂量、手术时机的选择：术前治疗的最小时间需要考虑到伊马替尼对肿瘤的起效时间，B222研究中，中位反应时间为2.7个月。

在药物治疗期间，应每2～3个月评估治疗效果，推荐使用Choi标准或参考RECIST标准（表31）。对于术前治疗时间，专家委员会尚未获得一致的认识。一般认为，给予伊马替尼术前治疗6～12个月（1～6个月治疗不会导致疾病进展，一般以6个月左右为佳），然后再施行手术。过度延长术前治疗时间可能会引起继发性耐药。

表31　Choi标准和RECIST标准

疗　效	Choi标准	RECIST标准
完全缓解（CR）	全部病灶消失，无新发病灶	同左
部分缓解（PR）	CT测量肿瘤长径缩小≥10%，和（或）肿瘤密度（HU）减少≥15%；无新发病灶；无不可测病灶的明显进展	CT测量肿瘤长径缩小≥30%；无新发病灶；静脉期CT值下降≥15%；无不可测病灶的明显进展
疾病稳定（SD）	不符合CR、PR或PD标准，无肿瘤进展引起的症状恶化	同左
疾病进展（PD）	肿瘤长径增大≥10%，且密度变化不符合PR标准；出现新发病灶；新的瘤内结节或原有瘤内结节体积增大	肿瘤长径增大≥20%；出现新发病灶

术前治疗时，推荐先进行基因检测并根据检测结果确定伊马替尼的初始剂量。对于肿瘤进展的患者，应综合评估病情，尚可手术者（有可能完整切除病灶），应及时停用药物，及早手术干预；不能手术者，可以按照复发转移患者采用二线治疗。

（4）术前停药时间及术后治疗时间：建议术前停药1～2周（新的临床经验表明，停药1天即可手术；临床经验看，保险起见至少停药1周，可减少术后出血，降低伤口和吻合口愈合负面影响），待患者的基本情况达到要求，即可考虑进行手术。术后，原则上只要患者胃肠道功能恢复且能耐受药物治疗，应尽快进行药物治疗。对于R0切除者，术后药物维持时间可以参考辅助治疗的标准；对于姑息性切除或转移、复发患者（无论是否达到R0切除），术后治疗与复发转移未手术的GIST患者相似。

55. 胃间质瘤切除手术后的药物治疗

尽管手术切除是治疗胃间质瘤的首选措施，但是药物治疗（伊马替尼）是改善预后的关键，大多数中危、高危患者都会出现肿瘤复发，复发时间在术后2～3年。研究表明，晚期GIST患者经过伊马替尼治疗后，中位生存时间从19个月延长到57个月，疗效高达84%。所以，中危患者需要术后至少1年以上伊马替尼治疗，高危患者需要术后至少3年伊马替尼治疗（建议5年以上）（图13）。值得注意的是，有将近一半的患者在用药2年后会对伊马替尼产生耐药。

伊马替尼药物一般起始治疗剂量为400 mg/d，若基因检测发现患者肿瘤 c-kit 外显子9存在突变，那么推荐起始剂量改为600 mg/d（欧美人改用800 mg/d），尽管如此，仍缺乏证

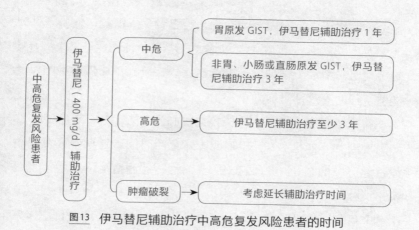

图13 伊马替尼辅助治疗中高危复发风险患者的时间

据显示 *c-kit* 外显子 9 突变的患者是否能从伊马替尼辅助治疗中获益。

术后复发风险分级是评估是否给予辅助治疗最主要的标准。PDGFRA 外显子 18 D842V 突变（惰性、生长缓慢）患者不推荐进行辅助治疗（约占 5%），因为 PDGFRA D842V 突变和野生型间质瘤不能从伊马替尼辅助治疗中获益。对于 PDGFRA 外显子 18 D842V 突变又复发或转移患者来说，可以考虑应用三线治疗（索拉非尼、尼洛替尼、达沙替尼等），最新药物阿泊替尼有望成为治疗外显子 18 突变（含 D842V 突变）者的新药，已经通过美国 FDA 批准，有效率达到 100%，不同剂量的阿泊替尼都能产生不同程度的抑制作用，但遗憾的是，最终研究发现其未能达到临床研究终点。

然而，*c-kit* 外显子 11 突变、PDGFRA 非 D842V 突变 GIST 患者可以在酪氨酸激酶（TKI）辅助治疗中获益。舒尼替尼对 c-kit 外显子 13、14 突变的 GIST 治疗有效，瑞戈非尼对 *c-kit* 外显子 17、18 突变的 GIST 治疗有效。

一般建议术后先做基因检测，等患者手术恢复，体质条件允许情况下开始考虑药物治疗，术后尽早（一般15～30天）开始服用伊马替尼（格列卫）进行治疗。并且，不论何种基因突变类型，辅助治疗剂量均为400 mg/d。

有人尝试使用伊马替尼联合抗血管生成药物来治疗GIST，结果发现并不能延长GIST晚期患者存活时间。新近研究发现瑞派替尼可以抑制KIT和PDGFRA活性，瑞派替尼治疗组客观缓解率达9.4%（安慰组0），中位总生存期为15.1个月（安慰组6.6个月），死亡风险降低了64%。NCCN指南将瑞派替尼作为晚期GIST唯一推荐的四线治疗方案。

56. 如何选择增加伊马替尼剂量还是服用第二代药物舒尼替尼

按照以往，伊马替尼400 mg/d治疗效果不佳后，将上调伊马替尼剂量到800 mg/d，观察一段时间，如果效果不佳，再改成第二代药物舒尼替尼。目前NCCN指南将舒尼替尼的推荐级别从Ⅱ类上调至Ⅰ类，而伊马替尼增加剂量仍然维持Ⅱa类证据。从当前临床证据来看，直接换用舒尼替尼药物（索坦），GIST肿瘤控制率达到2/3，中国临床数据GIST肿瘤缓解率约19%，肿瘤控制率可达84.5%，中国患者会从舒尼替尼治疗中获益更高；伊马替尼加量到800 mg/d，GIST缓解率不到3%，肿瘤控制率只有1/3；并且发现，直接换用舒尼替尼药物无进展生存时间显著长于伊马替尼增量，直接换用舒尼替尼的患者较先伊马替尼增量后再换用舒尼替尼的患者获益更多一些。

另外，有学者建议进行GIST基因分型，如果出现*Kit*基因11外显子突变，伊马替尼增加到800 mg/d后有效率可到

71.7%，如果基因9外显子突变或野生型，伊马替尼有效率44%左右，此时，建议换成舒尼替尼治疗。

（1）甲磺酸伊马替尼片药物介绍：伊马替尼是片剂，有100 mg/片、400 mg/片。100 mg药片为圆形，而400 mg的是椭圆形。

一般建议中午饭进餐时服药，并同时饮用一大杯温水，然后再继续吃饭，这样避免药物对胃肠道刺激。注意不要空腹服药，也不要饱餐后服药，如果造成呕吐，既会浪费药物，又会影响药物浓度估算。出现恶心时，可服用格拉司琼片缓解止吐。

通常成人每天1次，儿童和青少年可分早、晚2次服用。一般不能长期低于300 mg/d服用，否则可能达不到有效血药浓度，起不到任何治疗作用。

（2）服用伊马替尼时出现关节痛、胸骨、股骨疼痛：有些患者服用伊马替尼1周后开始出现关节痛、胸骨和股骨疼痛，一般服用持续一段时间后，胸骨疼痛会见好转，但也可能会一直存在。可以服用非甾体消炎药进行止痛，如塞来昔布、布洛芬、扑热息痛、吲哚美辛等，若疼痛持续不缓解，需要及时就医。

（3）服用伊马替尼的注意事项

1）处方应为每天1次口服给药，吃饭时服用并饮大量的水，如果有吞咽困难，可将药片溶解于水中或果汁中服用。

2）第一次服用伊马替尼的话，尽量多复查血常规，每周1次。3个月后可考虑每个月复查一次肝肾功能，1年后可以每3个月复查一次肝肾功能。有些患者服用伊马替尼初期会出现较大的不良反应，包括较多见的恶心、呕吐、腹泻、下肢疼痛、下肢和面部水肿。需要对症处理，如止吐、止泻、止痛。如果疼痛可以耐受的话，也可能会慢慢自然消失。水肿可能会使患者体重增加2～3 kg，需要使用利尿剂来缓解水肿，甚至可能会需要暂时停药。服药期间还可能会出现"斑驳"，这是由缺少皮肤色素沉着引起的，也是常见的不良反应。

3）服用伊马替尼后可能会出现骨痛，严重者需要服止痛药，如芬必得、环氧化酶COX-2抑制剂（塞来考昔或罗非昔布），但不要服用含扑热息痛的止痛药。

4）密切观察患者血常规变化情况，注意血小板、白细胞的数值。白细胞下降会增加机体感染风险。血小板减少会导致凝血时间延长、出血风险增加，甚至会出现心脑血管意外事件。因此，需要等血小板水平恢复后才能继续服用伊马替尼，升血小板和白细胞药物参考胃癌化疗部分，严重时需要及时予以输注新鲜血小板。

5）伊马替尼是目前治疗间质瘤最佳的靶向药物，治疗期间需要给予患者精神上的鼓励，增强患者的治疗意志力，克服和接受服药时出现的一些不良反应。

6）如果出现皮疹且伴有瘙痒时，可以服用抗过敏药如盐酸西替利嗪、马来酸氯苯那敏片、氯雷他定片，再加外用炉甘石洗剂或皮炎平。

7）服药期间尽量减少洗澡次数，洗澡水温调得不要太冷或太热。

8）需要注意伊马替尼与其他药物之间的相互作用：伊马替尼不宜与对乙酰氨基酚、连翘、中药银花联用。

（4）伊马替尼血药浓度监测：如果条件允许，可以对以下患者进行伊马替尼血药浓度监测：①伊马替尼起始剂量400 mg/d的一线治疗进展患者；②有严重药物不良反应的患者；③依从性欠佳的患者。

当伊马替尼血药浓度 < 1 100 ng/mL 时，药效会降低，病情会迅速进展。所以，定期进行血药浓度检测，对于保证疗效和预防肿瘤复发具有十分重要的意义。

（5）伊马替尼停药或调整剂量。停药反应又称撤药综合征，是指骤然停用药物后机体出现的不良反应。停药可能会导致肿瘤加速生长，这是因为停药后机体失去对药物敏感克隆群细胞的控制，使得病情加速发展。如果想停用这类药物，应该采取逐步减量的方法来过渡，最后达到完全停药的目的。

如果出现下面情况，需要调整甲磺酸伊马替尼剂量。

1）出现较严重的水潴留、水肿，建议停药，直至不良反应消失，再根据该不良反应的严重程度调整伊马替尼剂量。

2）若出现肝脏损害表现，如胆红素升高至正常上限3倍以上、转氨酶升高至正常上限5倍以上，建议停用伊马替尼，直到它们降至正常上限1.5倍、2.5倍以下。肝功能损害时，伊马替尼的体内药物浓度会升高，所以，可以把伊马替尼减量后继续治疗。

3）骨髓抑制是毒副作用之一，也是药物起效表现之一，若出现中性粒细胞或血小板减少，如中性粒细胞小于1.0×10^9/L、血小板小于50×10^9/L，应立即停药，直至中性粒细胞 ≥ 3.0×10^9/L、血小板 ≥ 80×10^9/L，如果再次出现降低，可以考虑减量。中性粒细胞过低容易导致机体感染，可以考虑用粒细胞-集落刺激因子（G-CSF）来治疗，而血小板过低会造成出血（脑出血等），可以输新鲜血小板或注射血小板生成素（thrombopoietin，TPO）治疗。不过，需要考虑一点，反复减量、停药可能会带来药物的耐药。

（6）伊马替尼对孕妇胎儿的影响。尽管目前有报道显示有孕妇接受伊马替尼治疗后生出了健康的婴儿，但是，仍不能排除伊马替尼对胎儿的潜在毒害作用，建议妊娠期间不服用伊马替尼。当然，妊娠患者对伊马替尼治疗有最终的决定权。

（7）伊马替尼所致药物性水肿的临床处理。伊马替尼的不良反应多在治疗前2年出现，随着治疗时间的延长一般不会出现新的不良事件。一旦发生严重不良反应，可减量或者暂停药物治疗，缓解后应逐渐恢复用药。

伊马替尼所致药物性水肿是相对常见的不良反应，可以早期应用利尿剂治疗（用呋塞米或单用卡托普利），效果不明显时，可加大利尿剂的使用剂量。严重水肿时应及时停药或低剂量伊马替尼继续治疗，并且，减少盐的摄入量并适当给予局部用药。同时，考虑做超声心动图检测左心室射血分数。随着伊马替尼药物治疗时间的延长，患者水肿的不良反应会逐步消退甚至消失。

57. 胃间质瘤的治疗注意点

胃肠间质瘤（GIST）占所有胃肠道肿瘤不到3%，胃间质瘤占胃肠间质瘤的60%～70%，男女比例为2：1，中国每年新发GIST病例约为20 000例。胃间质瘤的诊治如下。

（1）小于2 cm的间质瘤，可以随访观察。

（2）间质瘤是起源于胃肌层的间叶组织肿瘤，除了内生型、大小不超过2 cm的间质瘤，一般不推荐内镜下切除，不容易彻底切除，容易复发。

（3）胃间质瘤分为极低、低、中、高危险等级。

（4）根据间质瘤的危险等级不同，术后可能需要进行药物辅助治疗，治疗时间长短和危险等级密切相关。

（5）由于中高危者术后需要药物辅助治疗，治疗前需要对肿瘤进行免疫组化、基因检测比如DOG-1、CD117、CD34、PDGFRA，检测结果可以指导后续的靶向药物治疗。

（6）少数胃间质瘤是内生型，多数胃间质瘤都是外生型，需要超声胃镜来辅助诊断，穿刺活检病理有可能阴性，需要进行再次穿刺活检来明确。

（7）外生型胃间质瘤的瘤体可以很大，但它的蒂可以非常细小。

（8）对于内生型间质瘤，若术中定位困难，可以内镜和腹腔镜联合进行切除。

（9）胃间质瘤主要血行转移，所以，手术无须淋巴结清扫，需要先结扎离断相应血管。严格采取无瘤原则手术，防止肿瘤破溃、脱落和种植转移发生。

58. 胃间质瘤术后随访

GIST手术后最常见的转移部位是腹膜和肝脏，故推荐进行腹、盆腔增强CT或MRI扫描作为常规随访项目，必要时行PET-CT扫描。

由于肺部和骨骼转移发生率相对较低，建议至少每年1次胸部X线检查，在出现相关症状情况下推荐进行ECT骨扫描。

随访时间要求如下。

（1）低危患者：术后5年内每半年一次随访。

（2）中高危患者：前3年内每3个月一次，第3年至第5年，每半年1次。以后每年复查1次。

59. 胃癌晚期疼痛怎么办

晚期胃癌患者多为消耗性体质，食欲明显下降甚至不能进食，营养状况较差，免疫力低下，癌细胞不断繁殖，并且继续向远处播散和扩散，转移到肺、骨、脑，当肿瘤转移到骨髓或局部侵犯神经时，多数情况下会引起持续性疼痛，疼痛也是晚期癌症患者的常见症状，特别是夜间21：00以后，患者对疼痛感觉更难以接受，严重影响患者的生存质量。对胃癌晚期疼痛，需要进行科学有效的处理，使患者癌性疼痛得到最大限度的缓解。疼痛本身是一种主观感觉，是由疼痛感受器、传导神经、疼痛中枢三者共同参与完成的一种生理防御机制，肿瘤患者的疼痛主要有三种因素产生：肿瘤浸润神经或压迫、肿瘤并发症或合并症、抗肿瘤治疗。

与日常生活中的疼痛相比较，癌性疼痛具有以下特点。

（1）癌性疼痛常常比较剧烈：晚期癌症患者经常用"痛不欲生"来形容疼痛的程度。

（2）癌性疼痛持续的时间相对较长，是一个反复发生、持续存在、不断加重的过程，癌性疼痛一旦出现，很难消失，除非得到有效的治疗。

（3）癌性疼痛的产生过程时常会引起患者的心理变化。焦虑是癌症患者在诊疗中经常出现的心理问题，需要进行及时、必要的干预和治疗。

（4）重度癌性疼痛属于肿瘤的急症，临床上需要立即治疗。

不同患者对疼痛有不同反应，需要对疼痛进行评分，然后，根据评分情况进行相应治疗（表32）。

表32 数字疼痛评分表

疼痛等级	评分	临床表现	
无痛	0	无痛	
轻度疼痛（不影响睡眠）	1～3	安静平卧时痛，翻身、咳嗽、深呼吸时疼痛	1分：安静平卧不痛，翻身咳嗽时疼痛
			2分：咳嗽疼痛，深呼吸不痛
			3分：安静平卧不痛，咳嗽深呼吸疼痛
中度疼痛（入眠浅）	4～6	安静平卧时疼痛，影响呼吸	4分：安静平卧时间隙疼痛
			5分：安静平卧时持续疼痛
			6分：静卧时疼痛较重
重度疼痛（睡眠严重受扰）	7～10	翻转不安、无法入睡、全身大汗、无法忍受	7分：疼痛较重，翻转不安，疲乏，无法入睡
			8分：持续疼痛难忍，全身大汗
			9分：剧烈疼痛，无法忍受
			10分：最疼痛，生不如死

　　一般情况下，≤3分，无须药物治疗；≥4分，根据WHO三阶梯止痛原则给予合适药物治疗。

　　WHO三阶梯镇痛建议：按阶梯给药、尽量口服给药、按时给药、给药个体化、注意具体细节五项基本原则。目前控制疼痛的方法主要有药物治疗、非药物治疗。肿瘤的三阶梯药物镇痛如下。

　　（1）第一阶梯：轻度癌性疼痛。肿瘤患者一般可以忍受轻度疼痛，基本可以正常生活和睡眠。一般采用非甾体抗炎药，如布洛芬、阿司匹林、百服咛、塞来昔布、散利痛、对乙酰氨基酚、消炎痛等。

　　（2）第二阶梯：中度癌性疼痛。肿瘤患者感觉到持续性疼痛，睡眠已经受到影响，食欲也出现减退。此时可给予曲马多、布桂嗪、可待因、洛芬待因、双克因、盐酸羟考酮缓释片（奥施康定）等止痛药物。

（3）第三阶梯：重度癌性疼痛。剧烈的疼痛严重影响了患者的睡眠和饮食，出现晚间入睡困难、疼痛加剧。此刻需要阿片类药物控制疼痛，特别是缓释剂型药物，药物在体内的有效浓度会相对稳定，持续时间也相对较长，口服类药物很少产生精神上或身体上依赖（＜1%），所以不会导致成瘾，而只是产生镇痛效果而已。

临床上除了药物止痛，还有以下几种非药物止痛。①手术（针对病灶的手术或神经阻滞术）、化疗、放疗等治疗手段。②聚焦超声刀（海扶刀）。③骨转移灶治疗：定点放疗、同位素治疗。④鼓励、精神、心理支持。⑤热敷、冷敷等物理止痛方法。

80%～90%晚期胃癌患者的疼痛能够通过规范、有效的治疗得以缓解，但是也有部分患者属于难治性癌痛，可能治疗效果会不满意，这部分人需要通过全身和局部治疗相结合，局部治疗包括姑息性放疗、微创介入治疗，全身药物治疗包括阿片类药物、非甾体抗炎药、双膦酸盐（唑来膦酸的不良反应相对低，主要针对骨转移患者，减轻骨质破坏）、放射性核素联合应用，一般不建议两种阿片类药物联合使用。

另外，在止痛治疗的同时，建议加强营养支持，给予增强免疫力药物，同时，多陪伴晚期胃癌患者，心理精神上给予最大的关怀和安慰。

60. 癌性发热

恶性肿瘤生长过快，组织供血供氧不足，肿瘤组织部分坏死，释放大量的细胞因子，如肿瘤坏死因子、干扰素、集落刺激因子、致热原等，肿瘤细胞本身也可产生内致热原，导致机体发热。诊断癌性发热时，需要排除机体感染，发热出现于肿瘤的进展过程中。

癌性发热特点是：①发生于中晚期癌症患者；②体温在$37.5 \sim 38℃$，以下午和夜间发热为主，合并感染时体温可更高（高热）；③血常规、C反应蛋白水平多数情况下无异常；④发热持续时间可长达数周；⑤抗生素、抗过敏药物无退热效果；⑥抗癌药物治疗可退热。

治疗：一般退热对症处理包括物理降温和药物降温；若合并感染，需要抗感染治疗。需要注意的是，降温过程中，可能会出现老年人脱水现象，需要及时补充液体。

61．急性肿瘤溶解综合征

这是肿瘤在诊治过程中发生的并发症，肿瘤细胞在短时间内增殖过快，血供和营养相对不足，肿瘤细胞大量死亡（包括细胞凋亡和细胞死亡），或者肿瘤细胞在化疗药物作用下导致大量死亡，细胞内代谢产物快速释放、蓄积，超过了机体肝肾功能的排泄，急性引起高血钾、高尿酸血症、高血磷、低血钙、代谢性酸中毒，诱发心律失常、急性肾功能不全、肾功能衰竭，甚至导致死亡。急性肿瘤溶解综合征容易发生于肿瘤细胞增殖能力强、肿瘤负荷重、对化疗和放疗敏感的肿瘤患者，特别是具有高白细胞数，肿瘤体积较大，广泛转移的患者，如果LDH ＞1 500 mmol/L（正常范围$190 \sim 310$ mmol/L）可以视为高危患者。

62. 针灸治疗

中医在胃肠外科中不能被遗忘，针灸是一个非常有意义的治疗方法，例如：①化疗后的恶心呕吐，可以针灸足三里或足三里注射小剂量甲氧氯普胺；②患者反复恶心呕吐，体格检查正常，辅助检查未见异常，考虑为精神因素所致，针灸效果不错；③术后恢复顺利，患者出现无法解释的疼痛，可以考虑针灸治疗；④肠梗阻患者，由于禁食，不能进口服药，患者合并脑卒中，不能下床活动，影响了胃肠道运动，肛门停止排气、排便，针灸可促进排气。

63. 胃癌的多学科团队综合诊治模式

我国胃癌患者多数是老年人，大部分胃癌处于进展期，甚至晚期，往往伴有一些其他疾病或复杂病情存在，这种情况下多学科团队（MDT）综合诊治模式可以显示出优势，达到"集思广益"的效果。MDT包括胃肠外科、肿瘤内科、放疗科、放射影像科、消化（内镜）科、病理科、核医学科等，除此之外，最好有生物信息学专家来解读肿瘤基因测序结果，这些结果可能对更好地指导（新）辅助化疗、靶向药物选择有重要意义。有些三甲医院门诊即可挂号MDT（远程）会诊。

MDT综合讨论诊治的适用情况包括：经过化疗后胃癌出现多发转移，胃癌腹膜转移或卵巢转移患者，术后发生吻合口癌，胃癌幽门梗阻伴肥厚型心肌病，胃窦部胃癌伴周围广泛淋巴结转移和融合并伴肿瘤溃疡出血，胃癌肝多发转移，胃癌术后瘘发生，胃癌同时伴食管中段癌，胃恶性间质瘤术后复发、转移。

经过MDT跨学科讨论，可以从不同科室出发多维度分析同一个疾病，得出一个综合讨论意见和方案，后续可以整理出疑难病例的讨论记录，供今后分析、总结、提高。

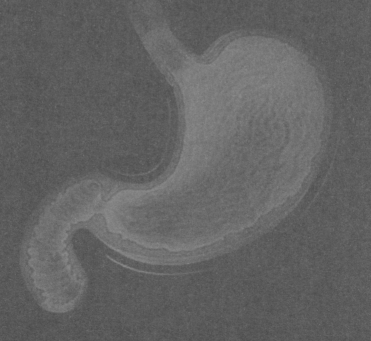

生活知识篇

1. 健康饮食

一级预防（初级预防）是对疾病最积极和主动的抵抗措施，健康合理的膳食是改变生活方式的重要手段。近年来，学者认为素食者罹患大肠癌的风险比非素食者低16%，而来自*JAMA Internal Medicine*的研究表明，"地中海式饮食"更能有效降低大肠癌的风险（降低45%风险），而且还可以降低心血管疾病、卒中、认知障碍的风险，改善血糖、血脂、血压、体重、腰围等指标，一项法国的随机对照研究表明，可以使心肌梗死复发或心血管疾病死亡的风险降低72%，来自我国香港学者的研究表明，"地中海式饮食"可以降低新发或继发脑卒中风险。

"地中海式饮食"是简单、清淡、健康又营养的饮食是指素食（蔬菜）加上特级初榨橄榄油、坚果、水果、谷物、大蒜、适量鱼类海鲜，特别是有鱼鳞的深海鱼，以果蔬为主、鱼虾海鲜为辅的饮食，配以适量的红葡萄酒，烹饪使用不饱和脂肪酸油替代饱和脂肪酸油，较少摄入红肉（牛肉、羊肉等）、甜食、奶制品、加工肉制品。

不同患者的情况不同，饮食也需要有所差异。如果平日有食管炎者（如反酸、胸骨后烧灼感），需避免烟、酒、辣椒、咖啡、浓茶、甜食、油腻食物、大蒜、韭菜、可乐、雪碧、红薯、番薯、紫薯、菱角、笋干等。

2. 生活误区：喝粥养胃

中国人喜爱喝粥，某种程度上已经成为习惯，认为清淡粥/

稀饭能起到养胃的作用，特别是患有"胃病"或者天气炎热之时，食欲减退，喝碗粥可以养养胃。事实上，这是一个常见的生活误区：①喝粥直接进入食管和胃内，没有经过口腔内的唾液淀粉酶消化过程；②粥/稀饭中水分较多，一是胃的容积效应使胃酸过多分泌，二是明显稀释了胃内的胃酸和消化液浓度，对于有"胃病"的人来说，只会雪上加霜；③粥/稀饭是流质，过多摄入后，会适得其反，酸性的粥/稀饭不仅会伤胃，还会引起严重的反流性食管炎和糜烂。所以，喝粥是权宜之计，不适宜长期喝，特别是胃食管反流病患者和糖尿病患者。

胃液（gastric juice）是胃内分泌物的总称，包括水、电解质、脂类、蛋白质和多肽激素。正常胃液的pH为 $0.9 \sim 1.8$，每天分泌量为 $1.5 \sim 2.5\,L$。有机物有胃蛋白酶原、黏液蛋白和"内因子"。这些成分由胃黏膜层中不同上皮细胞所分泌，壁细胞分泌盐酸和内因子，主细胞分泌胃蛋白酶原。胃液具有很强的腐蚀作用，在胃酸的作用下足以使鱼刺和小骨头溶解而软化。在体外曾经做过一个实验，胃液经过水分稀释后，上述的胃液强软化能力可以明显减退甚至丧失。

养胃粥的五谷杂粮较多，一般建议摄入含有一定可溶性纤维素食物，比如日常生活中常见的黑芝麻、燕麦、薏以仁、红枣、淮山、莲子等。

3. 巧克力和胃

随着生活水平的提高，巧克力进入人们的生活中，特别是一些甜食爱好者，对此更是趋之若鹜、丧失抵抗力，那么巧克力到底对胃有哪些影响呢？平日有胃病的人是否可以吃巧克力？

（1）巧克力使食管括约肌放松。巧克力含有大量的可可碱成分，当人体处于空腹状态时，大量摄入巧克力后，其中的可可碱会使食管括约肌放松，容易使胃酸反流到食管，会对食管、咽部、近端胃（贲门）产生较大的刺激和影响，所以，对于患有胃食管反流病的人，巧克力是禁忌食物。

（2）巧克力刺激胃酸分泌、损伤胃黏膜。巧克力是一种高热量食物，蛋白质含量相对偏低，脂肪含量较高，其中的营养成分比例不利于儿童生长发育。巧克力更会刺激胃酸的分泌，加重损伤胃黏膜，对于肠胃不佳者，进食巧克力会加重消化不良，还会降低食欲。

（3）对于有消化道不适的人群，进食巧克力会明显加重胃病。对于肠胃功能不良的人来说，摄入巧克力会加重嗳气、引起腹泻、加重胃灼热和反酸等症状，进而使胃病加重。

4. 咖啡和胃

咖啡是世界范围内最广泛的消费饮品之一，荟萃分析数据提示咖啡的摄入量可能与胃癌风险下降有一定的相关性，但是研究也发现咖啡的摄入和常见的癌症（包括胃癌、胰腺癌、肺癌、乳腺癌、卵巢癌、前列腺癌等）患癌风险并没有明显的相关性。而目前咖啡与胃癌的相关性仍然存在一定的争议，仍然需要更多的证据来支持。

饮用咖啡后可观察到持续的食管括约肌压力减小，并且能加速胃的液相排空，刺激胃黏膜过多分泌胃酸。研究发现，含有咖啡因的咖啡能显著刺激胃黏膜分泌胃酸（最强），速溶咖啡（44.44℃或148.88℃处理）和蒸法处理的咖啡比含咖啡因的咖啡刺激胃酸分泌稍微弱一点，而去咖啡因咖啡（乙酸乙酯或二氯甲烷萃取方法）刺激胃酸能力最弱。另外，含有咖啡因的咖啡更能引起外周血的高水平胃泌素（gastrin），冻干速溶咖啡也倾向于引起更高水平的胃泌素刺激。咖啡可导致消化不良和反酸，容易伤胃，并且，咖啡还是引起胃溃疡（≥2 cm）再出血发生的独立危险因素。

尽管如此，国外有研究表明，每天饮用咖啡可降低心脏病、肝硬化、帕金森病、痴呆、2型糖尿病发生的风险，可能可以减少男性、女性的死亡率，并且，饮用越多，更能减少死亡率，起到"延年益寿"之功效，其功效的机制可能与咖啡内含抗氧化剂和酚类化合物有关，但仍需更多的证据来支持这一结论。

一般来说，每天饮用咖啡2～3杯属于正常量饮用，但容易骨折（骨质疏松）的女性和孕妇需要少喝咖啡，心律失常、高血压者尽可能喝去咖啡因的咖啡，头痛、失眠者要选择不喝咖啡。

综上所述，笔者认为：胃部有疾病的人应慎重饮用咖啡。

5. 可乐与胃

可乐、苏打水、芬达、苹果汁都是些刺激性较大的碳酸饮料，它们都能刺激胃和十二指肠分泌产生HCO_3^-、增加前列腺素2（PGE2），可口可乐能抑制胃黏膜细胞的增殖（G1/S交界），可乐摄入后增强胃酸的分泌，刺激肠胃，从而导致肠胃不适，大量的可乐摄入会导致急性气肿性胃炎，甚至有生命危险可能。

另外，由于可乐有较强的刺激作用，临床上也利用它的这种特性进行治疗，日本、土耳其、希腊、中国等众多学者都发表专业学术文章，描写如何用可乐溶解胃石，并且建议将可乐作为胃石的一线治疗方法，总成功率91.43%，首次使用成功率达50%。日本学者于2016年报道，对于胃石引起的肠梗阻患者，每天通过肠梗阻导管注射1 000 mL可乐，连续5天后，肠梗阻得到了解决。

6. 锻炼身体和胃

锻炼身体可以帮助改变体重，预防肥胖。事实上，长期对照实验研究发现，锻炼身体对体重的影响是与运动量密切相关的。但是，人们也会有一种疑问，锻炼身体会增加饥饿感，会驱使人们进食而增加肥胖风险。所以，并不是每个人进行常规的身体锻炼都可以达到减肥效果，说明个体存在巨大的差异性。胃肠道系统是可以高度适应环境所需的，胃的排空和胃的舒适感也是可以被训练的，锻炼身体可以激发我们的食欲和能量摄入，锻炼的强度越小，胃的排空越快，锻炼的强度越大，胃排空越慢，行走也和胃快速排空相关。大量的食物、高渗饮料、长时间锻炼都有可能导致胃排空减慢，所以，耐力运动员胃肠道问题发生率相对较高。实验研究显示，饮食也可以对小肠营养吸收产生影响，高糖饮食可以增加小肠上钠依赖的葡萄糖-1转运子的密度和活动，使得运动时更多糖类能被吸收和氧化，这种对运动的适应是营养特异性吸收，这种适应性的产生使得胃肠道不适感明显降低。

锻炼诱导的胃肠综合征是指紧张的身体锻炼引起的胃肠道完整性和功能的紊乱，这种影响是可逆的过程。随着锻炼身体的强度和持续时间增加，大量证据显示会出现肠道损伤，通透性增加，内毒素血症发生，胃排空障碍，肠道运动减慢，吸收异常。而额外的热压力和跑步模式会加重胃肠道功能紊乱。研究认为，锻炼身体的阈值是60% VO_{2max}（作为耐力运动员选材依据之一，是指人体进行最大强度运动，当机体无力继续支撑接下来的运动时所能摄入的氧气含量）运动2小时，中等强度的锻炼身体对炎症性肠病、功能性胃肠道疾病的恢复会带来好处。

7. 精神因素和胃

千万不要小看心理和精神因素对消化道的影响，精神因素和胃肠道有明显的相关性。加拿大心理学家汉斯·薛利于1936年定义了一般适应性综合征（GAS），GAS的一个主要特征就是消化道急性糜烂的形成，尤其是胃、小肠和阑尾。临床资料已经表明压力（stress）状态可以引起胃、十二指肠溃疡（消化性溃疡），即使在幽门螺杆菌无感染的情况下，消化性溃疡依然会发生，当然，两者可以协同致病。压力还可以引起IBD和其他相关疾病。

目前，在理解中枢神经系统和肠道之间的相互作用中的主要突破在于19世纪肠神经系统（ENS）的发现。ENS（也称为"小脑袋"）扮演着生理肠道功能调节至关重要的作用。其中的作用机制是通过激活交感神经系统和促肾上腺皮质激素-释放因子来实现的。哺乳动物对压力的反应涉及三个关键机制：①压力被更高级脑中心感受和处理；②脑通过下丘脑-垂体-肾上腺轴（HPA）和自主神经系统（ANS）来实现神经内分泌反应；③脑通过HPA和ANS触发和反馈机制来恢复平衡状态。各种压力，如愤怒、恐惧、疼痛刺激以及生活和社会的学习经验都会影响个人的生理和胃的功能，显示出了脑和胃之间的双向交互作用。有实验和临床证据表明，压力能影响胃功能，比如功能性消化不良、胃食管反流疾病和消化性溃疡。

胃肠功能紊乱又叫胃肠神经官能症，体现了精神因素在胃肠道中的重要影响，当出现精神焦虑、情绪紧张、意外和不幸发生、工作或生活上的困难时，胃肠道的消化吸收功能都将会受到影响，引起胃肠道功能障碍。其作用机制不明，可能与精神因素刺激大脑皮质后引起下丘脑功能紊乱有关，下丘脑进而影响胃肠道功能。临床上无特异性表现，可出现食欲减退、厌食、反酸、嗳气、恶心呕吐、腹胀、腹泻、消化不良、便秘、营养不良等，实验室检查没有明显异常，其他检查排除器质性病变。

另外，心理和精神因素可以通过迷走神经对胃、十二指肠分泌、蠕动、黏膜血流供应和更新进行调节控制，而胃和十二指肠溃疡的愈合和黏膜的更新速度密切相关，所以，心理和精神因素可以影响溃疡的愈合。

临床工作中，很少有患者心情焦虑或异常却食欲良好、消化良好的，而往往会出现心理异常和心因性功能性胃肠病共存。当用各种方法排除了器质性病变后，患者检查基本正常，依然有全身多处不适时，需要考虑到精神因素的影响，可以应用常用的心理测量工具：Zung抑郁自评量表和Zung焦虑自评量表来定量判断精神心理疾病（表33、表34）。然后，通过抗焦虑或抗抑郁治疗、放松疗法、催眠治疗、心理动力治疗、认知治疗等缓解症状。

Zung抑郁自评量表是常用的量表之一，于1965年由美国

Zung编制，按表中分值计算出总分，再乘以1.25，最后得分在50分以下为正常，50～59分提示轻度抑郁，60～69分提示中度抑郁，70分以上提示重度抑郁。

表33　Zung抑郁自评量表定量评估

	最近一周以来，您是否感到	没有	有时	经常	总是
1	我觉得闷闷不乐，情绪低沉	1	2	3	4
2	我觉得一天中早晨最好	4	3	2	1
3	我一阵阵哭出来或觉得想哭	1	2	3	4
4	我晚上睡眠不好	1	2	3	4
5	我吃得跟平常一样多	4	3	2	1
6	我与异性密切接触时和以往一样感到愉快	4	3	2	1
7	我发觉我的体重在下降	1	2	3	4
8	我有便秘的苦恼	1	2	3	4
9	我心跳比平常快	1	2	3	4
10	我无缘无故地感到疲乏	1	2	3	4
11	我的头脑跟平常一样清楚	4	3	2	1
12	我觉得经常做的事情并没有困难	4	3	2	1
13	我觉得不安而平静不下来	1	2	3	4
14	我对将来抱有希望	4	3	2	1
15	我比平常容易生气激动	1	2	3	4
16	我觉得做成决定是容易的	4	3	2	1
17	我觉得自己是个有用的人，有人需要我	4	3	2	1
18	我的生活过得很有意思	4	3	2	1
19	我认为如果我死了，别人会生活得好些	1	2	3	4
20	平常感兴趣的事我仍然照样感兴趣	4	3	2	1

注：对20个项目评定时依据的等级标准为：没有（过去一周内，出现这类情况的日子不超过1天）；有时（过去一周内，有1～2天有过这类情况）；经常（过去一周内，3～4天有过这类情况）；总是（过去一周内，有5～7天有过这类情况）。

表 34　Zung 焦虑自评量表

序号	题目	没有或很少时间有（1分）	有时有（2分）	大部分时间有（3分）	绝大部分或全部时间都有（4分）	评分
1	我觉得比平常容易紧张和着急（焦虑）					
2	我无缘无故地感到害怕（害怕）					
3	我容易心里烦乱或觉得惊恐（惊恐）					
4	我觉得我可能将要发疯（发疯感）					
5	我觉得一切都很好，也不会发生什么不幸（不幸预感）					
6	我手脚发抖打颤（手足颤抖）					
7	我因为头痛、颈痛和背痛而苦恼（躯体疼痛）					
8	我感觉容易衰弱和疲乏（乏力）					
9	我觉得心平气和，并且容易安静坐着（静坐不能）					
10	我觉得心跳很快（心慌）					
11	我因为一阵阵头晕而苦恼（头昏）					
12	我有晕倒发作或觉得要晕倒似的（晕厥感）					
13	我呼气吸气都感到很容易（呼吸困难）					
14	我手脚麻木和刺痛（手足刺痛）					

序号	题目	没有或很少时间有（1分）	有时有（2分）	大部分时间有（3分）	绝大部分或全部时间都有（4分）	评分
15	我因为胃痛和消化不良而苦恼（胃痛或消化不良）					
16	我常常要小便（尿意频数）					
17	我的手常常是干燥温暖的（多汗）					
18	我脸红发热（面部潮红）					
19	我容易入睡并且一夜睡得很好（睡眠障碍）					
20	我做噩梦					

　　将上述20个项目的所有得分相加，总和再乘以1.25，取得的整数部分就是"标准分"。SAS标准分的分界值为50分，其中50～59分为轻度焦虑，60～69分为中度焦虑，70分以上为重度焦虑。

8. 运动与精神健康关系

　　生命在于运动，但每个运动项目的效果是不同的，特别是运动对于精神也有重要的影响，*Lancet Psychiatry*发表了牛津大学和耶鲁大学的一篇涉及120万人的调查研究报告，发现无论什么类型的锻炼（75种运动）都可以不同程度地释放抑郁和压力等精神负担，锻炼后精神健康状况都会得到改善。研究认

生活知识篇

为，最有效的锻炼方式是团队运动、骑自行车、有氧体操，对于有抑郁情况的人来说，最有效的运动方式是集体性运动，包括团队运动、骑自行车、娱乐性运动（像低强度不计分的篮球、足球运动）。来自英国针对8万人的另外一个有意思的研究表明，挥拍类运动（网球、羽毛球）对降低人群总死亡率贡献最大，可以降低47%的死亡风险，其次是游泳和有氧运动。游泳对身体锻炼效果最佳，但对精神健康帮助相对较低，而骑自行车对释放精神负担作用较大，对身体锻炼帮助不大。从运动时间看，每次锻炼最佳时长建议在45～60分钟，时间过短达不到锻炼效果，时间过长会引起负面效应。从运动频率看，推荐每周3～5天锻炼，每天1次即可。

9. 吃水果吐籽、水果核的重要性

很多人吃水果（西瓜、橘子、橙子）不吐籽，事实上，这会对健康产生不良影响。在临床上，我们也遇到过吃杨梅不吐核的，急诊穿孔后行剖腹探查手术。

水果籽或核表面含有鞣酸、纤维素等植物成分，大量误食后会与毛发、矿物质等发生反应，在胃内凝结成固态异物，导致胃石症的发生。例如，当我们把橘子籽或橙子籽较多量摄入胃内，覆盖以其他物质，形成更大、更坚硬的异物滞留在胃内，更不建议把水果籽嚼碎，有些籽/核内成分可能对机体有毒害作用，在体内形成的异物可以引起上腹部不适、疼痛，情况严重时候会引起消化道梗阻，甚至有生命危险。如果患者本身胃动力不足，就更容易发生胃石症，这一类人群更不能进食水果籽或核，也不要误食误吞，一旦发现有胃石症，应该立即就近去医院接受诊治，医生通常会通过胃镜把异物取出，如果异物较大或位置较难取出，可尝试用胃蛋白酶或胰蛋白酶冲洗胃部，使得异物可以随着胃肠道蠕动而排出体外，情况严重的时候则需要急诊手术治疗。

10. 辣椒素是胃溃疡的元凶吗

人们普遍认为过量摄入红辣椒会导致胃溃疡，因为它的刺激性和可能引发的胃酸大量分泌。医生也经常建议我们避免辛辣食物。那么，喜欢吃辣的湖南、湖北、四川人会不会因为辣椒高发胃病呢？近年来的研究表明，红辣椒的活性成分辣椒素并不是引起胃溃疡的因子，反而是保护因素。辣椒素不但不刺激胃酸分泌，反而能抑制它的分泌，刺激碱的产生，黏液分泌，尤其是促进胃黏膜血流，防止和治愈胃溃疡的形成。辣椒素还可以通过刺激胃内的传入神经元和释放相应的信号来保护胃的损伤。在新加坡，尽管马来西亚人和印度人比华人更喜欢吃辣椒，但是，他们的胃溃疡发生率比华人低3倍。

对实验大鼠胃的研究表明，辣椒素敏感的感觉神经参与了对胃溃疡的局部防御机制。在大鼠和猫中，辣椒素摄入能抑制胃酸分泌。但是，在人类中，红辣椒、尖椒反而能刺激胃酸的分泌。但目前为止，辣椒素对胃黏膜有益的科学证据尚不确切。

那为什么会认为辣椒伤胃呢？中国人平日胃的状态不佳，不少人有症状不明显的胃炎或胃溃疡，在这种情况下，过多无节制地摄入辣椒，会刺激疼痛感觉的发生。辣椒素有刺激性，在口腔中能产生明显的烧灼感，辣椒中的辣椒素含量的不同，它的辣度也会不一样。加之其他一些不利因素，如幽门螺杆菌感染、过多胃酸分泌、胃黏膜血流减少、持续服用非甾体类抗炎药、饮酒、抽烟、压力等，辣椒素可能会促使或加重胃溃疡的发生。

据报道，新鲜辣椒富含维生素A、维生素C、胡萝卜素、膳食纤维、矿物质，营养丰富，适当吃辣椒对人体健康有益。一方面它能刺激唾液分泌，增加胃肠蠕动，利于食物消化和吸收；另一方面，辣椒素可刺激心脑血管系统，加速血液循环，并能起到降血压和胆固醇的功效，在预防心脑血管病中有良好的效用。另外，鲜辣椒不仅可以用来调味，其营养素也更为丰富，干辣椒经太阳晒干后维生素等营养素会受到破坏，因此，吃鲜辣椒更佳。

红辣椒和青辣椒相比，前者更具营养价值，所含维生素量更高，富含叶酸、胡萝卜素等，一般建议每次摄入红辣椒不超过100 g。这里需要提醒的是，过多摄入辣椒素会引起咽喉肿痛、胃肠道黏膜充血、腹痛、腹泻，加重痔疮的出血。

11. 吸烟和胃癌

吸烟时约1/5的人会把烟气吞入消化道进入胃内，特别是一边吸烟一边说话。那吞入胃内的烟气/尼古丁对胃到底有什么影响呢？事实上，吸入胃内的烟气能直接刺激胃黏膜，引起黏膜下血管收缩、痉挛，胃黏膜会处于缺血、缺氧状态，表现出慢性炎症和氧化应激反应，直接破坏正常的胃黏膜屏障，造成胃黏膜充血、水肿、糜烂，甚至出血。随着抽烟时间、量的增加，很容易形成胃溃疡，进而容易发生胃癌。因此，"被动吸烟"时健康同样会受到威胁。

早在1971年，Zacho A等就已经发现胃癌患者通常有吸烟的习惯。英国一项研究揭示，胃癌患者吸烟率约为56%，其中一半以上有吞咽烟气的习惯，有意思的是，这部分患者的胃癌好发在胃的远端——胃窦部，而对于那些不吸烟或吸烟不吞烟气的胃癌患者来说，肿瘤好发在胃的近端——贲门部。事实上，吸烟的数量、持续时间、停止抽烟的时间都和胃癌的发生有相关性。吸烟增强了萎缩性胃炎后癌变的风险，而对幽门螺杆菌感染的影响不大，但是吸烟能影响抗幽门螺杆菌治疗的效果，吸烟者幽门螺杆菌的根除率较不吸烟者低10%～15%。另外，吸烟和胃癌之间有剂量依赖关系，也就是吸烟量越多，胃癌发生的风险也越高，在日本，吸烟可中等强度地增加胃癌发生的风险，这种作用在男性胃癌中的作用比女性中更明显。胃癌手术之前一般也要建议患者尽早停止抽烟。

12. 饮酒和胃癌

自古以来，酒文化在中国历史上根深蒂固，是必备之品，更为文人雅士所青睐，如诗仙李白酒后诗意大发，作出"举杯邀明月"的诗句，那么，酒到底对人体有多大的影响？

过量饮酒会引起酒精性胰腺炎，酒精是要经过肝脏分解的，长期饮酒可导致酒精性脂肪肝、酒精性肝硬化等。除此之外，饮酒还与胃密切相关。正常胃黏膜上覆有胃黏液，当酒精直接接触、刺激胃、十二指肠黏膜后，胃产生的糖蛋白（黏液主要成分）就会减少，黏液会变薄。酒精不仅会引起胃酸分泌过多，还会灼烧胃黏膜，黏膜上皮细胞会坏死脱落，出现片状红斑，微血管内皮损伤、栓塞后又进一步发生局部组织缺血、缺氧、坏死，从而导致胃黏膜糜烂、炎性渗出，甚至胃溃疡、胃痉挛发生。

过量饮酒容易导致糜烂性胃炎，若同时服用非甾体抗炎药，会加重损伤胃组织。空腹饮酒更容易伤胃，特别是对于原来有胃溃疡、胃炎的患者和老年人，饮酒会导致急性胃出血甚至穿孔。据研究表明，胃黏膜损伤还与酒精度数有关，当酒精浓度大于20°时，容易引起胃黏膜损伤，当大于40°时，可引起糜烂甚至出血。

美国临床肿瘤学会（ASCO）正式发表声明：酒精是明确的致癌因素，有5%～6%的癌症发病和死亡由酒精直接引起，患癌风险与饮酒的量、饮酒时间有关，具体的作用机制主要是乙醇及其代谢物乙醛都会损伤DNA，降低维生素A、维生素C、维生素D、维生素E、叶酸、类胡萝卜素的吸收，并且酒精可致体重增加。另外，东京大学研究者发现亚洲人喝酒容易脸红（皮肤潮红），主要是酒精代谢物乙醛大量堆积引起的，是人类乙醛脱氢酶（ALDH2）基因突变导致，携带这种突变基因的人喝酒后得胃癌的风险会明显增加，而ALDH2突变在东亚人群中很常见，研究观察到70%的胃癌患者中有ALDH2突变。

建议：①不空腹饮酒，"酒过三巡，菜过五味"，这是古人给我们留下来的酒场谚语，正说明了喝酒之前要先吃菜的重要性，但是，不建议食用盐腌食物，因为内含的色素和亚硝胺成分可能会与酒精发生反应，既伤胃黏膜又致癌；②不同时饮用碳酸饮料，汽水和可乐等碳酸饮料会加速机体对乙醇的吸收；③饮酒后可进食水果或蜂蜜牛奶，可中和或分解部分乙醇；④尽量喝低于20°的酒；⑤必要时，酒后服用胃黏膜保护剂和促进胃排空药物；⑥平日饮食注意多进食对胃有益的食物，如南瓜、甘蓝、猴头菇等。

13. 调味料与胃癌

数千年来，调味料已经广泛地用作食物调味和民间药材中，许多研究也已证明调味料的抗氧化剂、抗炎和免疫调节作用，这可能与多种癌症防治有关，包括肺癌、肝癌、乳腺癌、胃癌、结直肠癌、子宫颈癌和前列腺癌。下面几种香料是有潜在预防和治疗癌症的功效，如姜黄、黑色小茴香、生姜、大蒜、番红花、胡椒和普通辣椒，它们当中会含有几种重要的生物活性化合物，如姜黄素、百里醌、胡椒和辣椒素。主要的作用机制包括诱导细胞凋亡，抑制肿瘤细胞增殖、迁移和侵袭，以及对肿瘤放疗和化疗的增敏作用。

但调味料和胃癌的关系尚未有真正的定论，可能与摄入数量、动物、人种间有一定的关系。

14. 茶和胃癌

民间有传言称"绿茶能够预防胃癌"，但这是真的吗？

饮茶一直被认为具有保健功效，如今大量的临床和流行病学文章也显示黑茶和绿茶对人体有一定益处，如绿茶具有抗氧化作用等。动物实验研究也显示，绿茶中的儿茶酚能对胃炎和胃癌进展有一定的抑制作用。科学家们认为，绿茶中的多酚类尤其是儿茶酚、氨基酸、茶氨酸是其发挥作用的活性成分。在亚洲和西方国家，有一些证据支持饮绿茶可以抗癌，包括胃癌、食管癌、卵巢癌、结肠癌等。

那么，绿茶到底能不能够预防胃癌呢？2014年荟萃分析研究了"茶和癌症关系"，一共有3 027 702名参与者和49 103名癌症（胃癌、乳腺癌、结直肠癌、肝癌、前列腺癌）患者受调查，研究结果发现茶对上述肿瘤没有任何保护作用。Hou IC等通过MEDLINE、EBSCOHOST、Google Scholar检索了绿茶和胃癌的相关性临床试验，最终11个来自中国、日本和夏威夷日本后代（移民流行病学）的研究被纳入分析范畴，结果也显示：绿茶不足以减少胃癌的发生。所以，绿茶并不能预防胃癌。

那为什么出现这种矛盾现象呢？原来我们生活中常见的食物（石榴、绿茶、葡萄籽、牛奶、枸杞）都具有抗氧化的人体保护作用（抗氧化能力依次降低），但是，这些食物经过人体消化道各种消化酶消化、分解代谢之后，它们的抗氧化能力会大大削弱。所以，出现体内真实效能和体外实验效能不一致的现象。

那生活中哪些食物可能具有抗癌作用呢？① 大蒜素，既能免疫调节，也有一定抗炎作用，对胃癌、前列腺癌等都有比较确切的防癌、抗癌功效；② 灵芝，具有抗氧化和诱导胃癌细胞凋亡的作用；③ 番茄和番茄酱，有不少科学数据提示这两者摄入量越多，癌症特别是前列腺癌的风险会降低，但仍然需要科学研究进一步证实。

15. 盐和胃癌

人类大约在5 000年前开始大量应用盐来贮存食物（腌肉、腌鱼）。随着科技水平的飞速进展，这种食物贮存方法已经逐步被历史淘汰，特别是冰箱出现以后，胃癌的发病风险大大降低了。尽管如此，在我们的日常生活中，依然会有很多高盐摄入的情况。在立陶宛，较多的饮酒者喜欢配以盐腌食物（如腌制蘑菇）下酒，研究发现他们胃癌的发病风险增高（尽管没有统计学意义上的差异）。

正常成年人一般每人每天摄入食盐应不超过6 g，而我国人均食盐摄入量在每人每天10 g左右。高盐摄入会促进胃癌的发生。荟萃分析2 076 498人的资料，结果显示，高盐摄入与胃癌发生具有极其显著的相关性，并且这种相关性呈现的是与盐的摄入量相依赖的相关性。韩国学者提出高盐摄入和伴有肠上皮化生的萎缩性胃炎密切相关，胃黏膜的肠化生与胃癌密切相关。在非贲门癌的胃癌患者中，高盐能协同促进幽门螺杆菌的感染，也协同促进吸烟的致胃癌作用，其增加了细胞增殖率和内在的基因突变。摄入过多的食盐，会引起较高的渗透压，长时间摄入会对胃黏膜产生直接的损害，破坏黏膜的保护作用，增加发生胃癌风险。另外，高盐饮食会干扰肠道微生物固有的平衡状态，使得对肠道内盐分极其敏感的乳酸菌大量减少，而乳酸菌在人体的自身免疫平衡中有着重要作用，自身免疫失衡可增加胃癌发生风险。

我国的胃癌发病具有明显的地域差异，高发地区主要集中在东部沿海、青藏高原和太行山周围的西北地区，这些地区的人喜爱进食盐腌食物，其中的亚硝酸盐长时间集聚在胃内也会有致癌作用。除了盐腌食物内含有较高的盐分，其他一些食物本身也隐藏着盐分，如茴香、芹菜、泡腾片、话梅、面包等。

16. 成年人每天所需热量计算

正常成年人每天需要的热量 = 人体基础代谢需要热量 + 体力

活动消耗热量+消化食物消耗热量

人体基础代谢需要热量简单算法如下。

基础热量（女）= 体重（kg）×4.5
基础热量（男）= 体重（kg）×5

消化食物消耗热量=10%×（基础代谢热量+
体力活动消耗热量）

各项运动消耗热量如下表（估算）（表35）。

表35　各项运动消耗热量

运 动 项 目	每小时大约消耗热量（cal）
田径	900
游泳	550（3 km）
慢跑	600
散步	150
篮球	500
跳绳	800
网球	440
自行车	660
乒乓球	360
排球	350
高尔夫球	250

注：每克氨基酸/蛋白质所含能量是4 kcal；每克葡萄糖/糖类所含能量是4 kcal；每克脂肪
　　（乳）所含能量是9 kcal。
　　单位换算：1 kcal=4.184 kJ。1 kcal是能使1 mL水升高1℃的热量。

17. 胃癌患者的饮食建议

俗话说"民以食为天"，饮食对胃癌患者来说至关重要，增加胃癌患者的摄入和营养补充，对他们改善生活质量很有益。食物一般讲究"色、香、味"，我们从这三个角度谈一下饮食建议。

（1）色：对于胃癌患者来说，不建议长期食用单一色泽或单一品种的食物，推荐蔬菜的色泽要丰富。

（2）香：食物的气味可以被400多个嗅觉感受器解码，上传到大脑后激活相应受体，来加强气味的感知，进一步对食物进行判断和摄取。因此，可以根据个人喜好给胃癌患者的食物中添加调味品和香料，比如柠檬、生姜、桂皮等，来增加患者的食欲。

（3）味：味觉是食物在人体口腔中味蕾化学感受刺激形成的感觉，这种感觉在人的大脑皮质感觉神经中枢产生，尽管它没有传出神经或任何效应器，味觉或食物的味道不佳，都会影响患者的食欲，使得进食减少、体重下降，所以，食物的口感依然需要"讲究"。胃癌患者如果得病前喜欢吃咸或辛辣食物，需要改变饮食。

（4）清淡饮食：所谓的"清淡饮食"，讲究的是营养均衡、油盐荤素搭配，同时要求食物多样化，包括动物、植物、海鲜等。尽量保持食物原有的味道，营养丰富，容易消化吸收为主。

清淡包括：①少盐，成人每天摄入不超过6 g盐，少用鸡精、味精、酱油、豆酱等；②少糖，每天摄入控制在50 g以下，糖尿病患者要更加严格；③少辣，辣椒容易使人"上火"，引起口腔溃疡、便秘等；④低脂少油，每天摄入油量控制在

25～30 g以下，各种食用油可以换着吃；⑤清蒸、白灼、焖、拌，这是保留食材原汁原味的最好烹饪方法，可减少营养流失；⑥高膳食细纤维食物；⑦瘦肉、白肉、有鳞片的鱼，这些相对脂肪少，蛋白质含量高。

总体来看，"白肉"（鱼、兔、鸡）比"红肉"（牛、羊）营养价值更高；"四条腿"（牛、羊、猪）不如"两条腿"（鸡、鸭）食物，"两条腿"不如"一条腿"（菌菇类）食物，"一条腿"不如"没有腿"（鱼类）食物，鱼类中当属有鱼鳞的鱼营养价值更好。

18. 胃癌患者围手术期的饮食安排

与普通人相比较，肿瘤患者更容易发生营养不良。据统计，胃癌患者中营养不良率可高达80.8%，常见表现是消瘦、体重下降。对于化疗、放疗或保守支持治疗的晚期患者来说，提高营养水平是治疗的重中之重，饮食指导也是胃癌患者术后营养治疗的首要内容。

一般胃癌患者在手术之前和之后都需要进行有计划的营养补充。

（1）术前营养补充：由于胃癌多数发生在年纪较大的人群，特别是一些75岁以上来自农村的老年患者、幽门梗阻患者，胃癌发现相对较晚，此时患者食欲减退，机体营养不佳，白蛋白水平偏低，术前应积极补充营养，可以改善术后恢复进程，也有利于吻合口和伤口的愈合。

（2）术后早期禁食阶段：胃癌术后在患者排气、排便之前需要禁食，等待胃肠道功能恢复，才能开始进水、进食，在这个阶段，患者主要以肠外营养（静脉内营养输入）为主。

（3）术后进食：从饮水、摄入清流质开始，每餐清流质从

30～50 mL逐步增加到200～300 mL，一般每天5～10次，特别是全胃切除后，每天可以8～10次，清流质持续1～3天，如果无不适，可改成半流质饮食。

清流质主要包括微甜的糖盐水、稀米汤、（婴儿）米糊、藕粉、清淡肉汤、蔬菜汤。

注意之处：需要避免摄入容易产气的牛奶和豆浆等（酸奶除外）。

（4）无渣、低渣的半流质饮食：从每次100 mL开始，逐步增加到150～300 mL。可以摄入面食（面条、面片、面疙瘩、馅容易消化的馄饨）、小米或大米粥、水波蛋（蛋羹）、豆腐、豆腐脑、土豆泥、酸奶、瘦肉泥丸子、容易消化的水果蔬菜（包括炖烂的白萝卜和胡萝卜、冬瓜、西红柿、去皮茄子、西葫芦、南瓜、丝瓜、水果泥、木瓜等）、肠内营养素等，或者将食物做成肉泥、菜泥，此阶段开始可以摄入牛奶、豆浆。

半流质饮食可以持续1周至2个月（全胃切除可能需要6个月）。

此阶段尽量减少纤维过多的蔬菜摄入，如白菜、青菜、洋葱、生萝卜等，清淡饮食，避免辛辣、烟酒、冬笋、春笋、蒜苗、芹菜、油腻食物（如油条、肥肉、奶油蛋糕等）。

（5）普食：一般需要进食5～6次，每次进食量为术前的1/6～1/3。

此外，进食情况因人而异。进食后若出现不适，减少或停止进食，应及时联系医生。

19. 胃癌术后营养补充

胃肿瘤手术需要把胃进行部分或全部切除，手术会影响患者的食欲和他们的消化食物方式，较多患者在术后一个阶段会发生食欲减退、体重下降、饱胀感。而胃癌手术本身的创伤应激、围手术期禁食（包括术前和术后）加上疾病本身引起的消耗和食欲下降都要求机体获得更多的营养补充，特别是对于60岁以上的患者，经常可以发现术后外周血白蛋白下降，不利于伤口和吻合口的愈合，出血风险也会增加。因此，胃癌术后需要进行进食、食物的有效调整。另外，患者的体质和摄入的营养密切相关，据临床相关数据统计，如果患者摄入的营养充足，营养水平处于一个良好的状态，则患者的后续化疗疗效会相应地改善。若进食食物不足或不佳，可以额外补充一些营养和维生素之类的物质，可以是粉剂、液体、半固体，这些物质被称为"特殊医学用途配方食品（FSMP）"。根据胃癌手术方式不同，FSMP过渡时间不一，如果是胃大部切除，一般过渡2～3个月，如果是全胃切除，过渡时间可以为半年，直到患者适应正常的饮食为止。

那如何提升患者的营养摄入？胃癌术后的饮食建议遵循以下原则：

（1）少吃多餐、细嚼慢咽、循序渐进：正常成年人的生理状态下，胃容量可达3 000 mL，手术切除部分或全部胃后，食物容量将会明显减小。胃的一个重要功能是在胃酸环境下帮助食物进行机械性消化，把食物变成食糜，然后分批送入十二指肠，在胃部分或全部切除后，胃的消化能力会下降，机械性消化能力也不足，这是需要通过牙齿和舌头在口腔内搅拌碾磨、唾液淀粉酶的消化作用下对食物深度加工、充分调和，所以，需要多咀嚼食物（建议每口食物细嚼20次以上）。食物客观上尽量要求是食糜，方法有：切成小块食物、炖烂食物、补好牙齿、口腔嚼烂、搅拌机辅助制备食泥。由于手术后食物容积减少，只有靠增加进食次数来弥补机体对营养的需求，所以，需要少吃多餐，特别是全胃切除后，每天的食物可以分成6～10次摄入。有时会发生术前易消化但术后出现不消化食物的情况。实践中有时出现进食量不多、食物热量不足，这个时候可以考虑额外补充热量较高的食物。

（2）均衡饮食：建议低纤维、柔软的水果和煮熟蔬菜，鱼类代替贝壳类，减少直接食用坚果，而是食用用坚果制作的柔软食物，如光滑的坚果黄油来代替直接食用坚果，椰子汤代替椰子肉。

（3）避免简单的糖类摄入，多摄入复合糖类、高质量的蛋白质：由于胃癌手术进行了消化道重建，胃的进出"门户"关闭功能受到损伤，进入食物会过快进入肠道，高渗的食物进入肠道后产生渗透压差，体液会被快速转移到肠道内，出现交感神经兴奋和低血压；另外，简单的糖类快速进入肠道后，容易被过快地吸收，出现餐后高血糖，导致胰岛素迅速分泌，使得餐后2小时出现低血糖，产生头晕、心悸、出汗，这些就是所谓的术后"倾倒综合征"。所以，建议摄入需要简单机械消化加工的复合糖类，包括米饭、土豆、杂粗粮、鱼肉、鸡鸭蛋等，不建议摄入糖水、糖浆、果汁、蜂蜜等容易消化吸收的糖类。但是，可以随身携带简单的糖类（糖果），来避免随时可能发生的餐后低血糖事件。

（4）少吃加工食品：经过人为加工的食物，尽管口感增加，但是营养价值丢失，有些加工肉类（如香肠、培根、熟食）会增加罹患结直肠癌的风险。

（5）多吃富含维生素C的水果：如猕猴桃、蓝莓、鲜枣、橙子、红果、柚子、橘子、草莓、柠檬、芒果、石榴、柿子、龙眼等，由于部分胃或全胃切除，建议可以鲜榨成果汁，如果水果中纤维素较多，可以饮用过滤后的果汁。术后不宜进食辛辣、刺激食物，包括烟酒、辣椒、咖啡、碳酸饮料。

（6）胃切除后需要额外补充的营养元素：胃大部／全部切除术后会影响一些微量元素、维生素的吸收，如铁、钙、维生素B_{12}、叶酸等，所以，在日常生活中需要额外增强补充富含这些营养元素的食物，包括豆类、乳制品类、肉、鱼、深色蔬菜（菠菜）、红枣等。

尽管食物来源的营养元素有侧重补充，但其含量依然不能满足机体需要。一般需要额外医药补充，胃癌术后本身需要定期随访检查，术后前两次每3个月一次，以后每6个月一次，随后每年进行复查，内容包括血常规、肿瘤标志物、肝肾功能、电解质、凝血谱、空腹葡萄糖、铁蛋白，如果有条件可以加做叶酸、维生素B_1、维生素B_{12}、25-羟维生素D、铜、锌等检测。

另外，胃癌手术消化道重建后可能会有一些并发症，如反流性胃炎、吻合口炎症，术后除了补充食物营养素，有必要进行相应的药物支持治疗。

20. 胃切除术后饮食调整策略

由于胃切除后胃肠道进行了新的重建，重建方式的不同，手术对胃癌患者术后的生活影响也有差异，例如，近端胃癌根治手术，尽管保留了胃远端的胃窦、幽门，但术后患者出现的反流症状严重影响患者生活质量，其生活质量比全胃切除患者还要差。不论如何，食物进入胃切除过的机体内后，食物走行或消化模式将发生改变，胃的消化分泌功能也会受到影响，所以，胃癌术后的饮食也需要进行必要的调整。

手术后，患者或其家属应尽量做好各种细致的记录工作，建立自己的饮食习惯、日记、食谱，有可能的话，记录患者的进食时间、量、食物内容、进食后出现的不适情况（不适表现、引起不适的时间、食物），尤其是胃癌化疗患者。

21. 化疗期间饮食安排

饮食总原则：①给患者创造一个温馨舒适的饮食环境；②宜软食、半流食，多吃水果，高蛋白质、高维生素、低脂肪的食物；③禁忌高脂肪、油腻食物，避免油炸、烧烤食物；④选择色、香、味适合患者口味的食物；⑤尝试和患者一起进食，来激发患者的食欲；⑥选择炖、煮、蒸来烹饪食物；⑦要少吃多餐，逐步增加患者的总摄入量；⑧补充益生菌，促进胃肠道蠕动，防止便秘发生。

根据个体不同制订不同的饮食方式，以60 kg成年人计算，一般每天进食主食300 g左右，分成4～6次，少食多餐、细嚼慢咽，可以采用半卧位，使食物不会过快进入肠道，另外，食物尽量选择不宜过快生成血糖的食物（如粗粮、乳制品、豆制品、蛋羹等）。

化疗期间，饮食上以清淡、优质蛋白质、高热量、高纤维素、低脂肪食物（豆制品、奶制品、鱼、虾、香蕉、丝瓜等）为主，烹饪方式以水煮、清蒸为主，避免油炸、油腻、辛辣、烧烤、熏烤食物，多饮温开水，淡化化疗药物毒性反应，促进排泄。食物选择在满足色、香、味后尽量采取多样化。

化疗期间，患者的骨髓会受到抑制，从而外周血白细胞、血小板、红细胞会减少，所以，饮食上要有意识地补充"原材料"，如富含铁的红枣、菠菜，生血的乌骨鸡、生花生，富含多糖的香菇、黑木耳、金针菇、冬菇等。

22. 胃癌相关性营养不良

胃癌能较大程度上干扰人体营养素的摄入和（或）利用，从而造成营养不良。胃癌患者中营养不良的比例可达87%，超过了其他人体肿瘤，是所有肿瘤中对营养影响最为严重的，因此，我们需要对其予以更多关注。

胃癌患者营养不良的原因有很多，但主要为以下几种。

（1）胃癌患者术前疾病本身导致的厌食、早饱感。

（2）胃癌患者得知癌症诊断后引起抑郁相关性厌食，使食物摄入减少。

（3）胃大部/全部切除后，容积减小，患者进食量变少，食物在胃肠道内停留时间减少，不能与消化酶充分混匀，导致营养元素吸收不良。

（4）胃癌出现后肿瘤本身引起机械性不全或完全性梗阻，导致摄入困难，因此，梗阻患者术前有时需要胃肠减压、洗胃，术前给予免疫营养支持5～7天，术后继续营养支持，包括肠内营养和（或）肠外营养。

（5）一方面，化疗药物可直接刺激呕吐中枢，引起恶心呕吐症状；另一方面，消化道黏膜细胞代谢旺盛，化疗药物毒性引起的吸收和消化障碍。

（6）胃癌手术后分解代谢明显增加，加上术后放化疗所致中性粒细胞下降，容易出现局部感染可能。

（7）胃本身是重要的消化脏器，因胃肿瘤进行的胃部分或全部切除后，机体营养与代谢出现较大影响，消化道重建手术后，有一定并发症发生可能。事实上，单纯的胃减容手术本身可以用来治疗肥胖、糖尿病。

（8）胃的切除及改道会引起机体代谢改变和吸收障碍。如铁、钙、维生素A、维生素B_{12}、维生素D吸收障碍，甚至严重出现缺乏状态。

23. 术后标准体重及术后每天所需热量

（1）标准体重=身高（m）×身高（m）×22。

举例：身高1.75 m的患者标准体重=1.75×1.75×22=67.375（kg）。

（2）术后每天所需热量=标准体重（kg）×30（kcal）。

举例：标准体重67.375 kg患者术后所需热量=67.375（kg）×30（kcal）=2 021.25（kcal）。

所以，患者术后每天需要2 021.25 kcal热量。

（3）术后一般每天进食6次以上（如7：00、10：00、12：00、15：00、17：00、20：00），希望最终能达到80%的进食量。

24. 临床营养状况评分系统

（1）传统评价营养状况方法：于入院时、术前第2天、术后第2、5、8天测定。包括检测身高、体重、皮褶厚度、身体质量指数（BMI）、上臂围、上臂肌围、血清血红蛋白水平、总淋巴细胞计数、白蛋白水平、前白蛋白、视黄醇结合蛋白水平。

1）身高：cm。

2）体重：标准体重（kg）=身高（cm）-105（表36）。

表36　体重分级

	正常	超重	肥胖	消瘦	严重消瘦
实测值	标准体重 ± 10%	+10% ~ 20%	> 20%	−10% ~ −20%	< −20%
分　值					

3）皮褶厚度：是人体一定部位连同皮肤和皮下脂肪在内的皮肤皱褶的厚度。测量皮褶厚度可以反映体脂的状况，以替代人体脂肪的测量。通常测量部位为三头肌，用特定的皮褶计进行连续三次测量，取平均值。单位用mm表示。

三头肌皮褶厚度测量方法：被测者立位，上臂自然下垂，取左上臂背侧肱三头肌肌腹中点。测量者位于被测者的后方，用左手拇指和示指从测量点旁1 cm处将皮肤连同皮下脂肪顺臂之长轴捏起皮褶测量。

正常值：男，12.5 mm；女，16.5 mm（表37）。

表37　根据皮褶厚度判断营养状况

	正常	轻度营养不良	中度营养不良	重度营养不良
实测值	> 90%	80% ~ 90%	60% ~ 80%	< 60%
分　值				

4）身体质量指数（BMI）=体重（kg）/身高（m^2）（表38）。

表38　BMI值判断

	正常值		消瘦		肥胖	
	男	女	男	女	男	女
实测值	20 ~ 25	19 ~ 24	< 20	< 19	> 25	> 24
分　值						

5）上臂围：是指上臂中点的围长，包括皮下脂肪和上臂肌肉，是反映能量和蛋白质营养状况的指标之一。

测量方法：测量时被测者左上臂自然下垂，用软尺测量上臂外侧肩峰至鹰嘴连线中点的围长。

正常值：男，25.3 cm；女，23.2 cm（表39）。

表39　根据上臂围判断营养状况

	正常	轻度营养不良	中度营养不良	重度营养不良
实测值	> 90%	80% ～ 90%	60% ～ 80%	< 60%
分　值				

6）血清白蛋白（g/L）：见表40。

表40　血清白蛋白减少分级

参　数	正常	轻度	中度	重度
实测值	3.5 ～ 4.5	3 ～ 3.49	2.5 ～ 2.9	< 2.5
分　值				

7）血转铁蛋白（transferrin）（g/L）：见表41。

表41　血转铁蛋白减少分级

	正常	轻度营养不良	中度营养不良	重度营养不良
实测值	2.0 ～ 4.0	1.5 ～ 1.9	1.0 ～ 1.4	< 1.0
分　值				

8）血前白蛋白（pre-albumin）（g/L）：见表42。

表42　血前白蛋白减少分级

	正常	轻度营养不良	中度营养不良	重度营养不良
实测值	> 2.0	1.6 ~ 2.0	1.2 ~ 1.5	< 1.2
分　值				

9）血总淋巴细胞计数（$\times 10^9$/L）：见表43。

表43　血总淋巴细胞计数

	正常	轻度营养不良	中度营养不良	重度营养不良
实测值	> 1 500	1 200 ~ 1 499	800 ~ 1 199	< 800
分　值				

（2）新的营养评价指标测定：入院时、术前第2天、术后第2、第5、第8天测定。

1）体重下降评估表见表44。

表44　体重下降评估表

时　间	轻度营养不良	重度营养不良
	体重减少（％正常体重）	
1周	1 ~ 2	> 2
1个月	5	> 5
3个月	7.5	> 7.5
6个月	10	> 10

2）细胞计数指标：$CD45^+CD3^+$（总淋巴细胞）、$CD3^+$ $CD4^+$（$CD4^+T$淋巴细胞）、$CD3^+CD8^+$（$CD8^+T$淋巴细胞）、$CD4^+CD25^+CD127^-$（调节T细胞）、$CD16^+CD56^+$（NK 细胞）。

3）免疫抑制评估指数见表45。

表45　免疫抑制评估指数

	免疫抑制程度		
	正　常	轻　度	重　度
实测值	CD4/CD8 > 1.5	1 ≤ CD4/CD8 ≤ 1.5	CD4/CD8 < 1
分　值			

4）抗体测定：IgM、IgG。

5）细胞因子测定：IL-10、IL-6、TNF-α、IFN-γ。

（3）观察临床并发症发生率

1）术后感染发生率。

2）化疗诱导的中性粒细胞减少症（chemotherapy-induced neutropenia, CIN），是否伴有发热（表46）。

表46　化疗诱导的中性粒细胞减少症评估等级表

	等　级				
	1	2	3	4	5
中性粒细胞减少	（4～1.5）× 10^9/L	（1.5～1.0）× 10^9/L	<（1.0～0.5）×10^9/L	< 0.5 × 10^9/L	死亡
中性粒细胞减少伴发热	无	无	出现	危及生命（败血症休克、低血压、酸中毒、坏死）	死亡
分值					

25. 营养摄入对机体的影响

　　根据肿瘤类型、部位、等级、分期、播散、抗癌治疗和个体敏感性的不同，全球癌症患者营养不良发生率在30%～90%，上消化道（食管、胃、胰腺等）肿瘤患者经常伴有中度到重度营养不良诊断。营养不良可导致生活质量不佳、易感染、生存期下降，当体重下降超过15%时患者的免疫功能受到破坏，而最主要后果是增加化疗、放疗和大手术后发生并发症和死亡的风险。另外，营养补充能给临床带来积极的影响，研究表明，肿瘤患者良好的营养状态和生存预后呈正相关，而积极的营养干预能改善癌症患者的健康状况。尽管目前仍不能明确免疫增强营养配方是否能影响临床后果包括患病率、ICU停留时间、术后病死率，但荟萃分析显示，术前免疫营养应用能显著缩短择期大手术的住院日和降低术后并发症的发生率，尤其是胃肠道的恶性肿瘤。饮食和生活方式能改变癌症疾病病程，这可能是通过直接激活免疫系统作用，也可能通过增强或抑制免疫系统。早期肠内营养支持能减少术后淋巴细胞减少症发生。T淋巴细胞是免疫细胞的核心，CD69、CD25、HLA-DR分子表达在激活的T细胞表面，研究结果发现胃癌患者在术前、术后总T淋巴细胞数目明显减少，但$CD3^+/CD$细胞、$CD3^+/CD25^+$细胞、$CD3^+/HLA-DR^+$ T细胞群百分比比健康对照组明显增高，最大变化是$CD3^+/CD69^+$T细胞群。还可以通过调节基因表达和抗氧化作用改变肿瘤本身的发展进程。通过摄入足够的维生素A、维生素C、β-胡萝卜素、硒、n-3脂肪酸能提供患者保护性积极效应，而摄入过多

的 $n-6$ 脂肪酸和饱和脂肪酸能给患者带来负面消极作用。对于癌症患者治疗性营养，术前和术后肠内和肠外营养能改善患者的存活率和生活质量。胃癌是和饮食、饮食元素最相关的肿瘤之一。

胃癌患者一般存在机体营养物质摄入不足情况，加上能量消耗增加和胃癌手术的应激作用，使得机体分解代谢加强，体重下降，术后因化疗药物的影响，机体出现严重的消化道反应，这些因素都将导致患者出现负氮平衡，营养状况恶化（图14），进一步导致免疫系统功能下降和化疗后的骨髓抑制加重。严重情况下可导致并发症发生率和死亡率增高。而营养支持能促进机体恢复，帮助机体减少药物毒性。不过，也需要注意，过度喂食可导致"再喂养综合征"，可能引起严重的代谢性后果和临床后果，如心律失常、呼吸衰竭、溶血、高甘油三酯血症。因此，合理而有效地改善胃癌患者的营养状态至关重要。

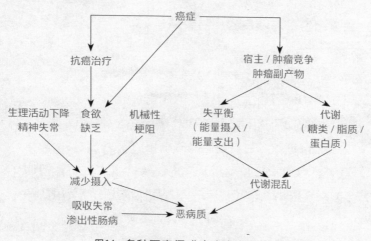

图14 多种因素促成癌症患者恶病质

胃癌患者在诊治的各个阶段也需要进行全面的营养评估。血清白蛋白和前白蛋白能分别反映慢性长期的蛋白质变化和营养不良的敏感指标，持续的低蛋白血症被广泛认为是判断营养不良的最可靠指标之一，血清中白蛋白（ALB）、前白蛋白（PA）、转铁蛋白（TRF）和视黄醇结合蛋白（RBP）浓度都由肝细胞合成的血浆蛋白质，可间接反映内脏蛋白的状况。但是，影响血清白蛋白的因素较多，半衰期长达20天，转铁蛋白半衰期为8天，对短期的现时营养状况和蛋白质代谢评判不敏感，可用于反映慢性长期的蛋白质变化。前白蛋白的半衰期为45小时（1.9天），RBP半衰期为12小时，两者的血清中含量都较少，但对判断蛋白质急性改变较敏感，能反映肝脏蛋白质合成功能，它们作为检测营养不良的敏感指标已被临床试用。但需要记住的是：在危重症患者中，血循环中蛋白质（包括白蛋白和前白蛋白）的水平，经常受炎症、感染或液体过量而改变。

26. 胃癌患者营养不良的负面影响

胃癌相关性营养不良可以产生多方面的负面影响。

（1）会降低胃癌患者放化疗的疗效。

（2）会增加药物不良反应发生的风险。

（3）会降低胃癌患者骨骼肌质量和功能。

（4）会增加术后并发症及院内感染的发生机会，增加并发症发生率和病死率，延长住院时间，从而增加医疗费用。

（5）会限制胃癌患者治疗方案的多种选择，有时不得不选择一些非最优或者不恰当的治疗方案。

27. 胃手术后对维生素B$_{12}$、铁、钙等吸收的影响

（1）影响维生素B$_{12}$的吸收。胃黏膜腺体的壁细胞可分泌糖蛋白——内因子，内因子是一种糖蛋白，在胃腔内与食物中的维生素B$_{12}$结合成复合物，使维生素B$_{12}$在肠道内不被分解，并能促进回肠吸收维生素B$_{12}$。而人体正常情况下，维生素B$_{12}$储存量很少（主要在肝脏内），机体本身不能合成维生素B$_{12}$，维生素B$_{12}$主要用于制造骨髓红细胞，是保持神经和消化系统功能的重要物质，缺乏维生素B$_{12}$会罹患恶性贫血。

胃全切术后会引起内因子缺乏，从而影响维生素B$_{12}$的吸收（口服维生素B$_{12}$不能被很好吸收），也无法再从食物中很好吸收维生素B$_{12}$。一般需要每5个月注射补充维生素B$_{12}$（10支左右），外周血可监测维生素B$_{12}$水平。

（2）影响铁的吸收。胃大部切除术后，理论上讲，可能出现贫血，这是因为胃酸分泌减少，影响铁的吸收，缺铁性贫血是小细胞性贫血。事实上，人体的铁是循环利用的，正常成年人95%的铁来自衰老红细胞所释放出来的铁，5%来自日常食物中，所以，临床上胃癌术后贫血并不多见，一般持续半年左右缺铁，才会发生缺铁性贫血。所以，术后适当补充维生素B$_{12}$和铁剂，外周血监测它们的实际水平，富含铁的食物包括大豆、鱼、蛋黄、动物肝脏、红肉、全麦面包、绿叶蔬菜等，维生素C可帮助铁的吸收。

（3）影响维生素D的吸收。胃窦和十二指肠近端是钙、维生素D重要的吸收部位，胃大部/全部切除术后，消化液和食物不能充分混合，食物在胃肠道内停留时间过短，胆汁是脂类物质

消化的重要消化液，这些因素会导致脂肪吸收障碍，脂溶性维生素（维生素D）吸收受到影响，从而也会出现的钙吸收障碍，由此引起约15%的患者患骨软化病。纠正维生素D缺乏后，患者的早期骨组织变化可以得到有效改善。

另外，胃手术后胃酸减少，钙离子因此会很难从食物的钙盐中解离出来，只有钙离子才会被肠道吸收。所以，增加肠道内酸度可以帮助钙的吸收。

富含钙的食物包括牛奶、面包、奶酪、沙丁鱼、蛋类、花椰菜、卷心菜。富含维生素D食物包括沙丁鱼、蛋类、（人造）黄油、鲱鱼、鲭鱼、鲑鱼。

胃癌术后还需要补充叶酸和多种维生素，患者应坚持规律饮食，健康生活。

28. 如何补充维生素 B_{12}

维生素 B_{12} 是唯一需要在内因子帮助下才能完成吸收的维生素，它在胃肠道内可以停留数小时，主要功能是参与骨髓制造红细胞，缺少维生素 B_{12} 会导致恶性贫血，影响神经功能。植物中一般不含有维生素 B_{12}，动物也不能制造维生素 B_{12}，维生素 B_{12} 是由自然界中的维生素合成，正常情况下，维生素 B_{12} 存在于肉类食物中。它一般在弱酸性环境中相对稳定，高温、碱性、紫外线、强光下会引起维生素 B_{12} 破坏，烹饪条件下，也会丢失部分维生素 B_{12}。人体肝脏可以储存少量的维生素 B_{12}，如果半年内不外源性补充维生素 B_{12}，机体会出现症状，所以，胃癌术后每年至少需要补充2次以上维生素 B_{12}。加上胃癌患者多数是老年人，机体储存维生素 B_{12} 的能力很有限，容易产生缺乏，术后需要积极补充。

哪些食物中含有相对较高的维生素B_{12}呢？主要包括动物内脏（肝脏、肾脏）、猪肉、牛肉、乳制品、蛋等。

补充维生素B_{12}药物时，需要注意：①胃切除后缺乏内因子，术后补充维生素B_{12}需要注射，口服维生素B_{12}不好吸收；②加重或诱发痛风可能；③低血钾可能。

29. 如何补充钙、维生素D

胃切除术后的患者应注意膳食中补钙。日常食物中富含钙的有：奶酪/乳制品和燕麦片、牛奶、鸡蛋、沙丁鱼、花椰菜、卷心菜、白菜、胡萝卜、芹菜、南瓜、萝卜、菠菜、葫芦、韭菜、蒲公英、冬瓜等。某些硬果和种子类食品含钙量也很高，比如干杏仁、核桃、榛子、葵花子等。水果类有橙子等。钙的吸收需要维生素D的帮助才能顺利完成，而富含维生素D的食物有黄油、人造奶油、蛋黄、沙丁鱼、鲑鱼、鲱鱼（有油脂高的鱼类）等。当然，食物中的含量不如专门补充的药片，所以，建议每年进行不定期的钙片、维生素D的合理补充。另外，膳食中钙磷比例也会影响钙的吸收，最佳比例是2：1。

一些蔬菜和菠菜、苋菜、蕹菜等所含的草酸均影响钙的吸收，对含草酸高的蔬菜可先在沸水中焯一下，使部分草酸先溶于水、滤去水再炒食。注意在面粉、玉米粉、豆粉中加发酵剂，并延长发酵时间，可使植酸水解，游离钙增加，使钙容易吸收。

在术后化疗期间，患者不能暴露在太阳直射下。但是，化疗结束后需要及时补充钙和维生素D。诚如我们所知，常晒太阳能提高体内维生素D水平，研究证实，接受日照时间长地区的人，患乳腺癌、胰腺癌、卵巢癌的比率明显会降低，中医角度，晒太阳可增加体内阳气，从而提高免疫力。事实上，在紫外线作用下机体合成维生素D的能力会明显提升，具体的作用机制如下（图15）。

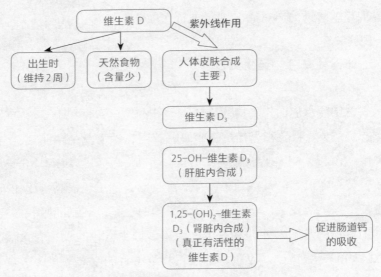

图15 紫外线照射下机体合成维生素D的机制

那如何更合理地晒太阳来提高维生素D水平呢？首先，从部位看，让阳光照在头顶，可以温煦百会穴，有畅通百脉、养脑补阳的功效。其次，晒双腿，有助于驱除腿部寒气，有效缓解双小腿抽筋，加快下肢钙质吸收。再次，背部也是重点部位，背部皮下有大量免疫细胞，也有助于钙的吸收。晒太阳的时间一般选择在早上10：00前和下午16：00以后，每天20分钟较为合适，这两个时间段紫外线较多，利于维生素D的合成。

需要注意几点：①不要隔着玻璃晒太阳，玻璃会使紫外线透过率减少50%；②不要久晒；③如果有紫外线过敏、皮炎、白内障、老年斑者，不建议过度晒太阳，需要适度；④晒完太阳后，需要多喝水、多吃水果，抑制黑色素形成。

30. 如何补铁

铁是人体必需的元素之一，是红细胞血红蛋白的重要组成成分，缺铁会给人体健康带来不良的影响，包括缺铁性小细胞性贫血。胃癌术后患者胃酸降低或缺乏，所以，手术后远期会出现不同程度的贫血，发生率为10%～20%。

大家熟知红枣补铁，人们在生活中可以吃动物血（血豆腐）来补铁，如鸭血、猪血及其他动物血。含铁丰富的食物有菠菜、猪肝、蛋黄、木耳、紫菜、桂圆、猪肝、红肉等。日常生活中建议用铁锅炒菜，避免使用铝锅。不宜喝浓茶、咖啡。

药物补铁，有口服药物（多糖铁复合物胶囊）、补铁口服液、注射铁剂等。

31. 胃癌术后可能会出现的不适表现

（1）饱胀感：因为胃手术后，胃的容纳能力明显减小，只能少吃，但是患者术后的食欲可能仍然较好（甚至比术前更好），小肠代替部分甚至全部（全胃切除）的食物存储功能，一般认为纤维素较高的食物容易引起饱胀感，如青菜、白菜、全麦面包、豆制品、碳酸饮料（气泡水）等。

（2）倾倒综合征：胃手术后特有的一种并发症，主要是高渗食物过快地进入小肠，机体组织液被"倒流入"小肠内，体液

生活知识篇

175

丢失进而引起患者低血压、头晕、心悸，并且食物中的糖分过快被吸收后，引起胰岛素分泌、低血糖，从而加重患者眩晕感。

防治倾倒综合征的措施：①食物尽量在口腔内多咀嚼；②减少食物中糖的含量，可以适当增加脂肪来减少糖含量和吸收；③少吃多餐，规律生活、饮食；④减少汤和碳酸饮料的摄入。

（3）腹泻：腹泻是胃癌术后一个常见的现象，特别是先前提倡血管骨骼化清扫，腹泻容易发生，现在主张淋巴结清扫裸露化，腹泻率明显下降。胃癌根治手术本身需要离断迷走神经，而迷走神经支配胃肠道的蠕动和消化液的分泌，所以，胃癌术后水样腹泻可以得到解释。治疗腹泻可以采用止泻药。

（4）反酸、反流性胃炎：胃大部切除后行毕Ⅰ、毕Ⅱ式吻合患者，胆汁容易反流到胃内，患者会感到胃胀、消化不良、上腹部不适等，需要用胃黏膜保护药、促胃动力药（必要时加用制酸剂），及时复查胃镜，防止吻合口炎发生。平日饮食注意避免辛辣、烟酒、碳酸饮料、咸菜等。

32. 胃癌患者的营养补充误区有哪些

胃癌是恶性肿瘤，属于一种营养消耗性疾病，所以，营养补充是胃癌治疗中的一项重要内容。生活中会有一些误区存在，如下。

（1）肿瘤患者营养补充越多，肿瘤会生长越快。其实不然，肿瘤相对来说是"很自私的"，即使不补充任何外来营养，它也会抢夺机体正常细胞的营养，使得正常细胞（包括免疫细胞）得不到足够的营养，导致患者在对抗肿瘤的过程中失衡，加重机体的消耗和肿瘤的进展。其实，肿瘤的生长繁殖速度与进食量并无明显关系，只是和营养的成分有一定的关系。由于胃癌是消耗性疾病，一般建议每天进食热量比平时还要增加20%左右，并且积极补充优质蛋白质、低脂肪食物，包括鱼、蛋、肉、奶、豆类，全面补充营养，达到膳食平衡，增强机体体制，防止恶病质出现。

（2）喝汤大补。在胃癌术后早期，患者的胃肠道功能没有彻底恢复，特别是全胃切除后早期，喝汤（比如鲫鱼萝卜汤、牛尾汤、骨头汤、猪蹄汤、海参汤、乌鸡汤、鸽子汤）能利于食物消化吸收，补充一定的营养成分，但是，汤内营养有限，所含的食物热量远远不够机体的需求，大量的汤摄入还可能会影响其他食物的摄入。所以，如果没有吞咽困难或其他影响进食的因素存在，建议把优质蛋白质的食物连同一些容易消化吸收的蔬菜水果搅烂成泥、糊、粥样，达到营养全面、利于吸收的目的。

（3）尽早进食铁皮枫斗、人参、冬虫夏草。俗话说"虚不受补"，过早摄入各种大补物品不利于身体的恢复。胃肿瘤手术属于中大手术，手术后早期机体应激反应明显，机体消耗增加，分解代谢增强，免疫系统受到抑制，所以，手术后患者体重会明显下降，一般2～3周体重才逐步开始恢复，所以，进补要从3～4周开始比较合适。

（4）辛辣、"发物"影响肿瘤进展。辣椒素与胃癌的关系尚未定论，国际上认为有抑制胃癌细胞分裂，又有一些学者认为辣椒素可能促进胃癌的发生，但是，少量进食辣椒一般不至于促进胃癌的发生、发展。况且，在我国的辣椒高摄入地区湖北、湖南、四川等地，没有证据显示胃癌高发。

人们常说的"发物"一般指海鲜、韭菜、豆芽等食物，主要可能是嘌呤含量比较高，但是，西医没有明确的证据显示各种不同富含的氨基酸对胃癌有促进作用。

33. 中医角度看"食材"

中医学中饮食养生讲"性"。"性"（或"气"）是将食物分成温、热、平、寒、凉五种不同的性质，中医称为"五性"或"五气"。古代传统中医书籍中记载了300多种常用食物的"性"，以平性食物居多，而温、热性次之，寒、凉性居后。一般认为，不同"性"质的食物具有不同的营养保健功效，例如，寒、凉性食物属于阴性，具有凉血、清热、泻火、解毒的功效；温、热性食物属于阳性，具有温经、散寒、通络、助阳的功效。

（1）温性食物：鹿肉、熊掌、羊肉、狗肉、猪肝、猪肚、火腿、猫肉、鸡肉、雀、鳝鱼、虾、淡菜、鳙鱼、鲢鱼、海参、羊乳、鹅蛋。

（2）热性食物：芥子、鳟鱼、肉桂、辣椒、花椒、胡椒、生姜、葱白、香菜、红茶、白酒。

（3）凉性食物：小米、大麦、绿豆、小麦、薏米、荞麦、茄子、白萝卜、冬瓜子、冬瓜皮、丝瓜、油菜、菠菜、苋菜、柑、苹果、梨、枇杷、橙子、西瓜皮、芒果、橘、槐花、菱角、茶叶、蘑菇、猪皮、鸭蛋。

肿瘤、化疗、放疗患者在选择食疗时，需要辨证施食来选择不同的食物，药食和病症相符才能达到"食材"辅助治疗的目的，如寒证者一般不宜食用寒性食物，热证者避免或少食用热性食物。有的患者或家属认为鱼、虾、蟹、生姜等都是属于"发物"，不宜食用，其实，禁忌不是绝对的，只是不宜多食。忌口一般不要过严，食谱不宜过窄，否则，可能会引起患者营养水平过低、营养不平衡，造成机体免疫力低下，反而容易引起肿瘤的复发、转移。

秋冬季适合进行"热补"，如食用适量煮烂或做成肉泥的牛羊肉，鸡肉和兔肉属于低脂高蛋白质食物。秋冬季蔬菜可选择食用百合、芋头、白萝卜根茎类，夏季可食用冬瓜、丝瓜等。此外，可适当多补充黑须类食物，如木耳、黑米、黑芝麻等。

34. 术后进补滋补品

所谓的"补品"其实在学术研究上都有争议的，笔者个人建议等术后恢复后开始进补。患者一般术后开始体重下降明显，2周后开始体重逐步增加，3周后机体慢慢恢复，这个时候才可根据患者个人具体情况进补，特别需要注意的是不要过于急着进补，否则"虚不受补"。另外，现在市场上滋补品的材料真正野生的很少，多数都是人工培植或养殖，而道地药材才会有真正的功效。下述为笔者个人认可的滋阴强壮、扶正固本的补品，也仅仅是补品。

• **灵芝（琼珍）**

灵芝是腐生菌，属于多孔菌科，我国药用历史已达2 000多年，扶正固本、滋补强壮，可增强机体免疫力（双向调节）、抗炎、促进睡眠，有研究表明灵芝多糖可以对肿瘤细胞有一定的抑制作用，对化疗有一定的辅助效果（仍需进一步循证医学证据支持）。

• **冬虫夏草**

冬虫夏草是药用真菌，是冬虫夏草菌和蝙蝠蛾科幼虫的复合体，性味甘、平，主要功效"补肾益肺"，一般与鸡、鸭、蛋、红枣等一起炖、煮，或单纯水煎，但它属于药用营养补品，不属于食用补品，过多进补，有砷蓄积伤身可能，因为重金属砷含量超标4～10倍，所以，不宜长期食用。

有研究表明，虫草素和喷司他丁具有一定抗肿瘤活性，但科学界对冬虫夏草中是否含有虫草素和喷司他丁仍有争议，目前对冬虫夏草都还停留在浅层的研究上。

- 铁皮枫斗

铁皮枫斗又称万丈须，属气生兰科草本植物，是中国的名贵中药材，生长于悬崖峭壁的阴凉之处，产量极少，被古人称为仙草。具有滋阴补虚、补五脏虚劳功效，《神农本草经》记载，铁皮石斛可强阴益精。其抑制肿瘤作用仍需论证。

- 燕窝

燕窝是金丝燕或同属燕类发达的喉部黏液腺分泌唾液，黏液凝固后形成白色物质。

燕窝性味甘、平，主要功效为"益气补中"，一般凉开水浸泡后采用隔水文火煮20～30分钟即可服用。

- 人参

人参性味甘、微温，主要功效是"补气、补脾、益肺、生津"，一般加水后采用隔水炖20～30分钟即可服用，多次加水炖服，最后连同人参渣进服。需要注意的是，服用人参期间，不宜与萝卜、螃蟹、咖啡、浓茶、藜芦等同服。

- 海参

海参性味甘、温，主要功效是"补肾益精"，一般采用煎汤或煮食。

除了上述"补品"，生活中还有不少食物可以作为"药膳"，比如当归、阿胶、鸡血藤具有升高白细胞功效，花生衣有增加血小板功效，所以，平日可以多喝花生大枣汤。

35. 出院后注意事项

（1）规律作息，定期门诊随访。

（2）需要术后化疗可能，化疗期间勿自行停药，和医生时常保持联系。

（3）如有反酸、胃灼热，可能有胃食管反流病，需要改善饮食和生活习惯，睡前2小时避免进食，可以服用护胃+PPI（质子泵抑制剂）6～8周，若胃肠动力欠佳，可以服用促胃肠动力药物2周以上。

（4）重视患者心理变化，积极面对疾病，保持乐观情绪，适当锻炼（如步行30分钟）。

（5）避免烟酒、浓茶、巧克力、咖啡、可乐、雪碧及辛辣、高脂肪或酸性食物（番薯、紫薯），适当抬高枕头（减轻反流可能）。

（6）适量的体力活动：包括适量运动、家务活动、身体劳动，这些能减脂，激发免疫系统和控制炎症事件，抗压。

（7）充足的睡眠，可以让身体全身各脏器放松、休息、修复，减少精神紧张、缓解疲劳。

（8）到海边、森林中享受自然，海边负离子和植物杀菌素有助于机体免疫系统的防御作用。

[1] 吴孟超，吴在德. 黄家驷外科学[M].7版.北京：人民卫生出版社，2008.

[2] Townsend C M, Beauchamp R D, Evers B M. Sabiston textbook of surgery: the biological basis of modern surgical practice[M]. 19th ed. Philadelphia: Elsevier Press, 2012.

[3] Zacho A, Nielsen J, Larsen V. Smoking habits of patients with gastric cancer[J]. Acta Chir Scand, 1971, 137(5): 455–458.

[4] Yu F F, Jin Z C, Jiang H, et al. Tea consumption and the risk of five major cancers: a dose-response meta-analysis of prospective studies[J]. BMC Cancer, 2014, 14: 197.

[5] Alicandro G, Tavani A, Vecchia C L. Coffee and cancer risk: a summary overview[J]. Eur J Cancer Prev, 2017, 26(5): 424–432.

[6] Deventer G V, Kamemoto E, Kuznicki J T, et al. Lower esophageal sphincter pressure, acid secretion, and blood gastrin after coffee consumption[J]. Dig Dis Sci, 1992, 37(4): 558–569.

[7] Ladas S D, Kamberoglou D, Karamanolis G, et al. Systematic review: Coca-Cola can effectively dissolve gastric phytobezoars as a first-line treatment [J]. Aliment Pharmacol Ther, 2013, 37(2): 169–173.

[8] Zheng J, Zhou Y, Li Y, et al. Spices for prevention and treatment of cancers[J]. Nutrients, 2016, 8(8): 495.

[9] Huh H C, Lee S Y, Lee S K, et al. Capsaicin induces apoptosis of cisplatin-resistant stomach cancer cells by causing degradation of cisplatin-inducible Aurora-A protein[J]. Nutr Cancer, 2011, 63(7): 1095–1103.

[10] López-Carrillo L, Hernández Avila M, Dubrow R. Chili pepper consumption and gastric cancer in Mexico: a case-control study[J]. Am J Epidemiol, 1994, 139(3): 263–271.

[11] Archer V E, Jones D W. Capsaicin pepper, cancer and ethnicity[J]. Med Hypotheses, 2002, 59(4): 450–457.

[12] Horner K M, Schubert M M, Desbrow B, et al. Acute exercise and gastric emptying: a meta-analysis and implications for appetite control[J]. Sports Med, 2015, 45(5): 659–678.

[13] Jeukendrup A E. Training the gut for athletes[J]. Sports Med, 2017, 47(Suppl 1): 101–110.

[14] Costa R J S, Snipe R M J, Kitic C M, et al. Systematic review: exercise-induced gastrointestinal syndrome-implications for health and intestinal disease[J]. Aliment Pharmacol Ther, 2017, 46(3): 246–265.

[15] Fink G. Selye's general adaptation syndrome: stress-induced gastro-duodenal ulceration and inflammatory bowel disease[J]. J Endocrinol, 2017, 232(3): F1–F5.

[16] Nardone G, Compare D. The psyche and gastric functions[J]. Dig Dis, 2014,

32(3): 206–212.

[17] Chekroud S R, Gueorguieva R, Zheutlin A B, et al. Association between physical exercise and mental health in 12 million individuals in the USA between 2011 and 2015: a cross-sectional study[J]. Lancet Psychiatry, 2018, 5(9): 739–746.

[18] Satyanarayana M N. Capsaicin and gastric ulcers[J]. Crit Rev Food Sci Nutr, 2006, 46(4): 275–328.

[19] Abdel-Salam O M, Szolcsányi J, Mózsik G. Capsaicin and the stomach: a review of experimental and clinical data[J]. J Physiol Paris, 1997, 91(3–5): 151–171.

[20] Suzuki A, Katoh H, Komura D, et al. Defined lifestyle and germline factors predispose Asian populations to gastric cancer[J]. Sci Adv, 2020, 6(19): eaav9778.

[21] Tseng C H, Tseng F H. Diabetes and gastric cancer: the potential links[J]. World J Gastroenterol, 2014, 20(7): 1701–1711.

[22] Ikeda F, Kiyohara Y. Helicobacter pylori infection and hyperglycemia/ diabetes are associated with an increased risk of gastric cancer[J]. Gan To Kagaku Ryoho, 2015, 42(5): 529–533.

[23] Yang Y J, Wu C T, Ou H Y, et al. Male non-insulin users with type 2 diabetes mellitus are predisposed to gastric corpus-predominant inflammation after H. pylori infection[J]. J Biomed Sci, 2017, 24(1): 82.

[24] Sakitani K, Hirata Y, Suzuki N, et al. Gastric cancer diagnosed after Helicobacter pylori eradication in diabetes mellitus patients[J]. BMC Gastroenterol, 2015, 15: 143.

[25] Zhou X L, Xue W H, Ding X F, et al. Association between metformin and the risk of gastric cancer in patients with type 2 diabetes mellitus: a meta-analysis of cohort studies[J]. Oncotarget, 2017, 8(33): 55622–55631.

[26] Oh S, Kim N, Kwon J W, et al. Effect of Helicobacter pylori eradication and abo genotype on gastric cancer development [J]. Helicobacter, 2016, 21(6): 596–605.

[27] Peleteiro B, Lopes C, Figueiredo C, et al. Salt intake and gastric cancer risk according to Helicobacter pylori infection, smoking, tumour site and histological type[J]. Br J Cancer, 2011, 104(1): 198–207.

[28] Ge S, Feng X H, Shen L, et al. Association between habitual dietary salt intake and risk of gastric cancer: a systematic review of observational studies[J]. Gastroenterol Res Pract, 2012: 808120.

[29] Lanciers S, Despinasse B, Mehta D I, et al. Increased susceptibility to Helicobacter pylori infection in pregnancy[J]. Infect Dis Obstet Gynecol, 1999, 7(4): 195–198.

[30] Genc M, Genc B, Solak A, et al. Bilateral Krukenberg tumor in a 16-week pregnant woman[J]. Eur J Gynaecol Oncol, 2014, 35(1): 95–96.

[31] Co P V, Gupta A, Attar B M, et al. Gastric cancer presenting as a krukenberg tumor at 22 weeks' gestation[J]. J Gastric Cancer, 2014, 14(4): 275–278.

[32] Kim E Y, Jun K H, Jung J H, et al. Laparoscopic gastrectomy followed by chemotherapy for advanced gastric cancer diagnosed during pregnancy: a case report[J]. Anticancer Res, 2016, 36(9): 4813–4816.

参考文献